Get F.I.T., Think Lean!

Herausgeber:

Philipp Rauscher, BA in Ernährungsberatung

Hegelweg 1

72555 Metzingen

www.logisch-ernaehren.de

Philipp@logisch-ernaehren.de

Haftungsausschluss:

Sämtliche übermittelten Informationen sind vom Autor einhergehend geprüft worden. Dennoch erfolgen alle Angaben und Empfehlungen ohne Gewähr. Es wird hiermit ausdrücklich darauf hingewiesen, dass die Anwendung sämtlicher gegebener Empfehlungen, Ernährungs- wie auch Trainingsprogramme wie auch alle weiteren Informationen auf eigene Gefahr erfolgen. Eine Haftung des Autors bzw. dessen Unternehmens sowie dessen Beauftragten für Sach-, Personen- oder Vermögensschäden ist ausgeschlossen – weder direkt noch indirekt. Es obliegt daher dem Kunden/Leser eigenverantwortlich zu entscheiden, inwiefern er die Informationen des vorliegenden Buches für sich nutzt. Die Durchführung obliegt alleine dem Kunden/Leser.

Bibliographische Informationen der deutschen Nationalbibliothek:

Die Deutsche Nationalbibliothek verzeichnet diese Publikation in der Deutschen Nationalbibliografie; detaillierte bibliografische Daten sind im Internet über http://dnb.d-nb.de abrufbar.

© Philipp Rauscher 2012

Herstellung und Verlag: Books on Demand GmbH, Norderstedt

ISBN: 9783848209774

Inhaltsverzeichnis

Vorwort..5

Teil 1: Intermittent Fasting..7

Was ist Intermittent Fasting?...8

Intermittent Fasting und akute Stoffwechselanpassungen..............16

Intermittent Fasting und Stoffwechselreaktionen.........................23

Intermittent Fasting und Training..29

Intermittent Fasting und Nährstoff-Timing................................41

If It Fits Your Macros (IIFYM)..44

Intermittent Fasting und hartnäckiges Fettgewebe........................48

Intermittent Fasting und „Bodyrecomposition".............................63

Intermittent Fasting und Fettabbau..68

Intermittent Fasting und Muskelaufbau.....................................75

Intermittent Fasting in der praktischen Anwendung.......................79

Intermittent Fasting und Nährstoff-Cycling................................88

Intermittent Fasting, Leptin und Hungerhormone..........................96

Intermittent Fasting und weitere hormonelle Reaktionen..............103

Intermittent Fasting und Supplements....................................108

Teil 2: Hybrid-Training...114

Mit Hybrid-Training fit werden!...115

Erfolgsfaktor 1: Powerlifting-Training....................................117

Erfolgsfaktor 2: Conditioning...130

Erfolgsfaktor 3: Non-Exercise-Physical-Activity (NEPA)...................136

Optionaler Erfolgsfaktor: Zusätzliches Training..............................138

Die Wochentrainingspläne...138

Teil 3: Die pragmatische Umsetzung..140

Das F.I.T.-Programm in der Praxis..141

Die individuelle Einstufung...143

Programm: Gruppe A...144

Programm: Gruppe B...145

Programm: Gruppe C...147

Proteine und Fette für die Programme..148

16/8 vs 24...150

Nahrungsmittelauswahl und Menge..151

Spezialvariante: Die F.I.T.-DIET...156

Abschließende Worte..161

Online Zugangsdaten...162

Literaturverzeichnis...163

Vorwort

„Get F.I.T., Think Lean!", nicht nur Titel des Buches, sondern die Vermittlung eines kompletten Lifestyles. Und genau darum soll es im folgenden Werk auch gehen – nicht nur fit aussehen, sondern auch fit sein! Ganz nach dem Motto „Mehr Sein als Schein".

Die Idee zu diesem Konzept entstand ursprünglich durch die Zusammenarbeit mit einem Amateur-Kampfsportler, der für einen Wettkampf Gewicht verlieren musste. Während dieser Zeit begann auch ich persönlich, die ersten Erfahrungen mit dem Ernährungskonzept des intermittent fasting zu sammeln, welches auch das grundlegende Ernährungskonzept in diesem Werk sein soll. Das eigentlich recht simple Konzept dieses Ansatzes wurde individuell auf das Training dieses Sportlers angepasst. Die Fitness dieses Coachies hat mich von Beginn an fasziniert und so bat ich ihn, mir mehr über sein Training zu berichten. Die Kombination aus intensivem Training und intermittent fasting brachte dann derart gute Ergebnisse zu Tage, dass ich für weitere Klienten versucht habe, intermittierendes Fasten mit den Grundprinzipien des kampfsportspezifischen Trainings zu kombinieren und damit alltagstauglich zu machen, auch für Personen, die nicht die Zeit oder Motivation haben, die ein eingefleischter Kampfsportler mitbringt, sich täglich zu „schinden". F.I.T. war geboren! Fasting and Intensity Training!

Schaut man sich nun noch erfolgreiche professionelle Kampfsportler an, so sind es meist diese Körpertypen, die vom Großteil der Fitness-Sportler bewundert werden. Muskulös und dennoch athletisch, Kraftpakete aber trotzdem fit und leistungsfähig. Wer genau diese Ziele hat, wer schlank sein will, muskulös werden will, sportlich aber trotzdem ein Allrounder werden möchte, der sollte mit „Get F.I.T., Think Lean!" sein Freude haben.

In diesem Sinne, viel Spaß und noch mehr Erfolg!

Philipp Rauscher, 2012

Teil 1:

Intermittent Fasting

Was ist intermittent fasting?

Einfach ausgedrückt lässt sich intermittent fasting durch einen Wechsel von „Undereating"-Phasen und „Overeating"-Phasen beschreiben. Undereating bedeutet letztlich nichts anderes als zeitlich begrenzte Perioden einzuhalten, während denen gezielt wenig bzw. keine Kalorien zugeführt werden. Während dieser Zeit wird der Körper einer negativen Energiebilanz ausgesetzt. Das bedeutet, der Organismus benötigt für den Moment mehr Energie, als von außerhalb über die Nahrung zugeführt wird. Die einfachste Art des Undereating ist das Fasten – wenngleich es nicht immer die effektivste Art ist, seine Undereating-Phase zu gestalten. Mehr dazu jedoch in den praxisorientierteren Kapiteln. Logischerweise folgt auf eine Phase des Undereating eine Phase des Overeating. Hier werden die Prinzipien nun umgedreht: Der Körper soll kurzfristig mit Energie und Nährstoffen „überschwemmt" werden. Je nach Zielsetzung und Konzept, werden die Overeating-Phasen nur sehr kurz und mit wenigen Mahlzeiten gestaltet, während andere intermittent fasting Ansätze längere Overeating-Zeiträume empfehlen. Auch die Nährstoffzusammensetzung ändert sich, je nach dem welches konkrete Ziel letztlich verfolgt werden soll.

Die kommenden Kapitel beschäftigen sich nun maßgeblich mit den unterschiedlichen Effekten des intermittent fasting auf die Körperzusammensetzung. Da sich dieses Buch primär an Fitness- und Kraftsportler, sowie Bodybuilder richtet, die in erster Linie daran interessiert sind, Muskeln aufzubauen und gleichzeitig den Körperfettanteil so niedrig wie möglich zu halten und fit zu bleiben oder zu werden, soll bereits an dieser Stelle erklärt werden, welche Vorteile sich zur Erreichung dieser Ziele durch das übergeordnete Konzept des intermittent fasting ergeben.

In erster Linie geht es hierbei um die gezielte Manipulation anaboler und kataboler Prozesse im Körper. Anabol bedeutet immer „aufbauend", während man unter dem Begriff katabol immer etwas „abbauendes" versteht. In der Bodybuildingwelt besitzt das Wort anabol einen sehr positiven Stellenwert, während sämtliche katabole Prozesse zunächst immer als negativ betrachtet werden. Insbesondere dann, wenn das Wort „Muskeln" im gleichen Satz wie das Wort „katabol" vorkommt. Schließlich möchte man ja keine hart erarbeitete Muskelmasse abbauen. Das könnte im Übrigen auch der Grund sein, warum sich die meisten Bodybuilder von teilweise übertriebenen Proteinmengen ernähren und penibel genau darauf achten, spätestens alle drei Stunden eine proteinreiche Mahlzeit zuzuführen und sich - im Extremfall - sogar mitten in der Nacht den Wecker stellen, um einen Proteinshake mit langsam verdaulichem Eiweiß zu trinken, nur um die Muskeln permanent mit Eiweißbausteinen zu versorgen. Nur um jede Möglichkeit „in einen katabolen Zustand zu verfallen" auszuschließen und die Muskelmasse dadurch maximal zu schützen. Doch möglicherweise ist das nicht nur unnötig, sondern vielleicht sogar der falsche Weg! Zumindest dann, wenn man ohne den Einsatz diverser Medikamente trainiert und einen maximalen anabolen

Nutzen aus Training und Ernährung ziehen möchte. Warum das? Ganz einfach! Weil der Katabolismus nicht zwangsweise schlecht und der Anabolismus nicht grundlegend gut sein muss. Beides gehört zum Leben und beide Reaktionen laufen permanent und parallel zueinander im Organismus ab – und beeinflussen sich sogar gegenseitig. So arbeitet der Körper, wie bei so vielem, auch beim Thema Anabolismus und Katabolismus mit so genannten negativen Feedbackschleifen. Auf den Punkt gebracht bedeutet das, dass Anabolismus durch katabole Aktivitäten stimuliert wird und Katabolismus durch anabole Reaktionen angeregt wird.

Um Beispiele zu nennen: Ausdauersportler betreiben vor ihrem Wettkampf häufig ein so genanntes „Carbo-Loading". Richtig ausgeführt heißt das, dass über einen Zeitraum von drei bis fünf Tagen die Kohlenhydratspeicher durch eine streng kohlenhydratreduzierte Ernährung und ausgiebige Trainingseinheiten maximal entleert werden. Anschließend dreht man den Spieß um und erhöht die Kohlenhydrataufnahme für ein bis drei Tage drastisch, um die Speicher wieder zu füllen. Auf eine katabole glykogenabbauende Phase folgt somit eine anabole glykogenaufbauende Phase. Das eigentlich Interessante an dieser Sache ist jedoch die Reaktion des Körpers auf ein solches Vorgehen. Denn nach einer möglichst vollständigen Entleerung der Kohlenhydratspeicher des Organismus, also einer maximal katabolen Phase auf die Glykogenspeicher, sind die Muskeln bei einer darauffolgenden „Kohlenhydratmast" kurzfristig dazu in der Lage, die

Speicherkapazitäten über das Normalmaß hinaus zu vergrößern. Es können also für einen kurzen Zeitraum mehr Kohlenhydrate als Glykogen eingelagert werden, wenn die Speicher vorher entleert wurden, als dass es der Fall wäre, wenn man auf das „Entladen" verzichtet und die Kohlenhydrate für einige Tage einfach nur erhöht. Auf eine maximale katabole Reaktion folgt also in dem Fall eine verstärkte anabole Antwort! Exakt das Gleiche geschieht beim Muskelaufbautraining. Hypertrophietraining ist in erster Linie eines: katabol! Durch das Training werden Muskelstrukturen zerstört – also abgebaut. Das ist in dem Fall auch so gewollt, denn nur so kann dem Körper signalisiert werden, dass seine bisher bestehenden lokalen Muskelresourcen nicht ausreichen, um den Anforderungen des Alltags Stand zu halten. Daher wird das zerstörte Muskelgewebe im Anschluss an das Training nicht nur repariert, sondern vorsorglich verstärkt. Der Muskel wird stärker und dicker. Auch hier zeigt sich wieder, dass auch für maximales Muskelwachstum, bevor es zum „überschießenden Anabolismus" kommt, ein kataboler Zustand vorausgehen muss. Des Weiteren wird deutlich, dass für eine kontinuierliche Muskelhypertrophie stetig neue und intensivere Trainingsreize auf das Muskelgewebe ausgeübt werden müssen, um überhaupt noch ein weiteres Muskelwachstum zu erreichen.

Doch was hat das nun alles mit dem intermittent fasting zu tun? Letztlich nutzt intermittent fasting nichts anderes aus, als eben jene Feedbackschleifen – zumindest, wenn man den Aspekt der Körperzusammensetzung einmal isoliert betrachtet! Die Undereating-

Phasen sind sozusagen die katabolen Phasen und dienen als Trigger für die anabolen Overeating-Phasen. Und ähnlich wie in den genannten Beispielen, steigt das anabole Potential eines Overeatings deutlich an, wenn zuvor eine katabole Undereating-Phase erfolgt ist. Der Körper wird sozusagen darauf trainiert, die ihm zugeführten Nährstoffe während des Overeating-Zeitfensters effizienter zu nutzen. Werden Energie und Nährstoffe also punktuell und gebündelt und insbesondere in einem relative kurzen Zeitfenster nach intensiven Trainingseinheiten zugeführt, kann sogar davon ausgegangen werden, dass aus weniger Nährstoffen mehr Nutzen gezogen werden kann oder aus der gleichen Menge an Nährstoffen eine anabolere Reaktion erfolgt, als dass dies der Fall wäre, wenn diese gleichmäßig über den Tag verteilt aufgenommen werden würde. Gleichzeitig verbessern sich der Fettstoffwechsel und die Rate der Fettverbrennung während der Undereating-Phase. Unterm Strich bedeutet das, bessere Fettverbrennung während des Undereatings, kombiniert mit stärkerer anaboler Reaktion während des Overeatings, verglichen mit einer konstanten Nährstoffzufuhr.

All diejenigen Leser, die es lieber praktisch mögen und sich weniger für die Theorie hinter dem großen Ganzen interessieren, können die folgenden Abschnitte nun überspringen. Denn an dieser Stelle soll es nun etwas theoretischer werden.

Konkret geht es hierbei nun um die Reaktionen und Einflüsse des zyklischen Adenosinmonophosphates, kurz cAMP. In aktiviertem Zustand ist cAMP dazu in der Lage, die Energieproduktion, aber auch die Synthese unterschiedlicher Hormone und die Proteinsynthese positiv zu beeinflussen. Dieser Prozess wird in Gang gesetzt, wenn wir starkem Stress oder intensivem Training ausgesetzt sind, aber auch während der Phase des Undereatings, welche der Körper zunächst als Stress interpretiert.   cAmp kann somit auch als Auslöser für den instinktiven Überlebensmechanismus verstanden werden und ist Teil unseres körpereigenen Überlebensprogramms, welches wir noch von unseren Vorfahren übernommen haben. Periodisch immer wiederkehrende Undereating-Phasen versetzen den Körper somit in den Zustand des sogenannten „fight or flight", also „kämpfe oder fliehe". Befinden wir uns in diesem Zustand, so kommt es zu einer verstärkten Ausschüttung energiefreisetzender Hormone, wie Glukagon und Katecholamine, wie etwa Adrenalin. Speziell die Katecholamine spielen beim Abbau von Körperfett eine wichtige Rolle. Insbesondere, wenn es um den Abbau der letzten hartnäckigen Fettpölsterchen geht, wie im entsprechenden Kapitel jedoch genauer erklärt wird. Hohe cAMP-Spiegel stehen allerdings auch in Verbindung mit der Synthese weiterer anaboler Hormone, wie etwa Testosteron oder auch dem menschlichen Wachstumshormon. Auf den Punkt gebracht könte man also sagen, größere Mengen an aktiviertem cAMP sind als körpereigene Geheimwaffe zum Fettabbau und Muskelaufbau anzusehen. Fettabbau durch die Stimulierung energie- und damit auch fettfreisetzender Hormone und förderlich für den

Muskelaufbau, durch den Einfluss auf die Synthese körpereigener anaboler Hormone. Der springende Punkt ist jedoch, dass der Konsum kompletter Mahlzeiten, insbesondere kohlenhydratreicher Mahlzeiten, die cAMP-Werte unterdrückt. Hat man das Ziel des Masseaufbaus und isst daher mehrere moderate Mahlzeiten mit entsprechender Energie- und Kohlenhydratmenge aufgeteilt über den Tag, mag das nur wenig problematisch sein. Denn hier sorgt das Hormon Insulin in Kombination mit einem Energieüberschuss über die Ernährung für das passende anabole Umfeld. Möchte man jedoch die Gradwanderung versuchen, kontinuierlich Magermasse aufzubauen, ohne dabei einen signifikanten Fettzuwachs zu verzeichnen oder möchte man möglicherweise sogar gleichzeitig Körperfett abbauen, was man allgemein unter dem Begriff „Bodyrecomposition" versteht und wofür der Ansatz des intermittent fasting in der Praxis meist angewendet wird, dann sollte man versuchen, die cAMP-Level über möglichst lange Zeiträume möglichst hoch zu halten, um optimal von den Funktionen zu profitieren. Die cAMP-Werte zu steigern funktioniert natürlich nicht beliebig und von jetzt auf gleich. Um jedoch möglichst schnell, möglichst hohe Werte zu erreichen, empfiehlt es sich, mehrere Trigger der cAMP-Produktion gleichzeitig anzuwenden. Dazu zählt beispielsweise das intensive Training während einer Undereating-Phase. Beides alleine führt schon zu einem Anstieg der Aktivität von cAMP, gemeinsam jedoch kann dieser Prozess noch einmal deutlich gesteigert werden. Diese Strategie bietet sich insbesondere dann an, wenn es primär um den Abbau von überflüssigem Körperfett geht.

Doch das cAMP ist in gewisser Weise nur die eine Seite. Denn hohe cAMP-Werte bringen den Körper zwar nun in einen für Fettabbau und Muskelwachstum wünschenswerten Zustand, die endgültige Umsetzung erfolgt jedoch unter anderem mit Hilfe eines weiteren Moleküls, dem cGMP oder ausgeschrieben, zyklisches Guanosinmonophosphat. cGMP triggert diverse Prozesse, die die Erholung und Regeneration von Stresssituationen begünstigen und dem Muskelaufbau förderlich sind. Die Reaktionen des cGMP sind dabei gegenläufig zu denen des cAMP und insulinabhängig, weshalb der Prozess durch kohlenhydratreiche Mahlzeiten und/oder große Mengen insulinogener Aminosäuren besonders stark gefördert wird. Auch bei der Umwandlung der Schilddrüsenhormone T4 zu T3 ist cGMP mit beteiligt, wie auch bei der Erweiterung der Blutgefäße, was zu einer durchblutungsfördernden Wirkung führt.

Letztlich ist es nicht zuletzt der Wechsel hoher Level an cAMP und cGMP, die intermittent fasting zu einer optimalen Möglichkeit, wenn nicht DER Möglichkeit, machen, um die Zielsetzung des Bodyrecompositioning, also der langsamen Veränderung der Körperzusammensetzung, hin zu mehr Muskulatur und weg von überschüssigem Körperfett , zu erreichen.

Intermittent Fasting und akute Stoffwechselanpassungen

Seit Jahren wurde uns vermittelt, dass für eine optimale Stoffwechselrate regelmäßige kleine Mahlzeiten nötig seien. Nur so soll es laut der Aussagen unterschiedlicher (selbsternannter) Experten möglich sein, maximale Ergebnisse im Bereich des Muskelaufbaus und des Fettabbaus zu erreichen. Werden nicht spätestens alle 3-4 Stunden Mahlzeiten über den Tag verteilt zugeführt, so komme es zu einem Absinken der Stoffwechselrate.

An dieser Stelle ist jedoch zunächst zu klären, was mit dem Begriff „Stoffwechsel" überhaupt gemeint ist, denn nicht selten scheitert es in der Praxis bereits an der Definition dieses fast schon magisch behafteten Wortes! Doch bei genauer Betrachtung stellt man fest, dass letztlich nichts wirklich Magisches in der Definition vorhanden ist. Denn einfach ausgedrückt, könnte man den Stoffwechsel als Summe aller physikalischen und chemischen Vorgänge im Körper bezeichnen. Je nachdem wie viele solcher Vorgänge und in welchem Ausmaß diese im Körper von statten gehen, wird mehr oder weniger Energie benötigt bzw. freigesetzt. Die Menge an Energie, die nun letztlich benötigt wird, um all diese Vorgänge versorgen zu können, fasst man dann als Stoffwechselgrundumsatz zusammen. Für die Praxis bedeutet das, je höher der Stoffwechselgrundumsatz, desto höher kann bzw. muss auch die Energiezufuhr über die Ernährung sein, um den Status quo zu halten. Je aktiver der Stoffwechsel also arbeitet, desto mehr Kalorien werden verbrannt. Würde man nun die Energiezufuhr, mit der man sein Körpergewicht halten kann, unverändert beibehalten und auf irgendeine Weise den Stoffwechselgrundumsatz steigern, dann würde man unweigerlich an Gewicht und sehr wahrscheinlich auch an Fettmasse verlieren. Umgekehrt gilt aber natürlich genau das Gleiche. Konsumiert man weiterhin so viele Kalorien wie unter Normalbedingungen notwendig sind, um keine Veränderungen des Körpergewichtes zu erreichen und der Stoffwechsel wird plötzlich inaktiver, so benötigt man plötzlich weniger Energie und die Kalorienmenge, die anfänglich ausreichend war, um den Ist-Zustand zu halten, ist plötzlich überkalorisch und man nimmt zu.

Und all das soll jetzt auf die anfängliche Fragestellung übertragen werden oder vielmehr auf die anfängliche Aussage. Regelmäßige kleine Mahlzeiten sollen den Körper sozusagen dauerhaft „beschäftigen" und auf diese Weise den Stoffwechsel „antreiben" und aktiv halten, mit dem Endresultat einer gesteigerten Stoffwechselrate. Im Gegensatz dazu soll es durch eine Reduzierung der Anzahl an Mahlzeiten zu einer Verlangsamung der Stoffwechselrate kommen und dadurch zu einem Absinken des Stoffwechselgrundumsatzes.

Dass dies als negativ eingestuft wird ist soweit nicht verwunderlich. Denn je weniger Kalorien der Körper verbrennt, also je niedriger der Stoffwechselgrundumsatz, umso mehr Kalorien müssen über die Ernährung eingespart oder über ein zusätzliches Sportprogramm verbrannt werden. Das jedoch führt in einen Teufelskreis. Denn je größer das Energiedefizit, sei es über Bewegung oder Ernährung – oder beides – desto drastischer die Anpassungen des Körpers in Bezug auf die Ausschüttung diverser Stresshormone und der Reduktion des Stoffwechselgrundumsatzes, als Schutzmaßnahme vor dem Verhungern.

Eine möglichst aktive Stoffwechselrate anzupeilen ist also tatsächlich eine wünschenswerte Angelegenheit! Die Frage ist nur, ob dieses Vorhaben zwangsweise an die Mahlzeitenfrequenz gekoppelt ist?

Zugegeben, es klingt zunächst einmal logisch, dass mehr Mahlzeiten über den Tag verteilt nach mehr kontinuierlicher Arbeit für den Organismus aussieht und es dadurch scheinbar zu einer Steigerung des Stoffwechselgrundumsatzes kommen sollte und eine Reduktion der Mahlzeitenfrequenz den Körper demnach in den „Überlebensmodus" umschalten lässt. Und langfristig mag das auch mit Sicherheit der Fall sein. Doch beim intermittent fasting geht es darum, wie der Name auch schon erahnen lässt, um intermittierendes Fasten, also um unterbrochene Fastenphasen. Die Fastenphasen werden also bewusst so gelegt, dass sie lange genug sind, um positive Auswirkungen (in welcher Form sei an dieser Stelle noch dahingestellt) zu erreichen, jedoch kurz genug, um negative Adaptationen, wie eben z.B. das Absinken des Stoffwechselgrundumsatzes, zu vermeiden.

Um einen Eindruck zu bekommen, wie lange also „lang genug" oder „nicht zu lange" im Konkreten sind, soll uns die Wissenschaft eine Hilfestellung liefern.

Unterschiedliche Wissenschaftler und Studien haben sich bereits in der Vergangenheit mit Fasten, very low calorie diets und den entsprechenden Stoffwechselanpassungen beschäftigt. Mit teilweise verblüffenden Ergebnissen. Denn anders, als uns die Ernährungs- und Fitnessindustrie „eintrichtern" möchte, kommt es nicht direkt zu einer Verlangsamung der Stoffwechselaktivität, wenn wir einmal eine Mahlzeit auslassen oder verpassen. Fitnesszeitschriften und Magazine möchten uns dies immer und immer wieder klar machen. Doch Untersuchungen die ein „alternate day fasting" Protokoll über einen Zeitraum von etwas über drei Wochen angewandt haben, also eine Fastenphase über einen vollen Tag und das jeden zweiten Tag, konnten am Ende des untersuchten Zeitraumes keine Veränderung des Stoffwechselgrundumsatze bei den Probanden feststellen, im Vergleich zu Messungen zu Beginn des Experiments. 24 Stunden Fastenphasen scheinen also demnach keinen signifikanten Einfluss auf eine Veränderung der Stoffwechselrate zu besitzen, selbst wenn sie in regelmäßigen Abständen durchgeführt werden. Und um es an dieser Stelle bereits vorwegzunehmen, keine der hier im weiteren Verlauf des Buches für Kraft- und Fitness-Sportler, wie auch für Bodybuilder empfohlenen Methoden, beziehen Fastenphasen von mehr als 24 Stunden am Stück mit ein! Eine Angst vor einem Absinken des Stoffwechselgrundumsatzes bei der langfristigen Anwendung des intermittent fastings sind also bei richtiger Ausführung nicht zu erwarten. Selbst wenn die Fastenzeiträume aus welchem Grund auch immer, weiter ausgedehnt werden sollten, selbst 72 Stunden ohne Energiezufuhr haben in einer weiteren Studie zu keinerlei Negativanpassungen im Bereich der Stoffwechselrate ergeben. Und wenn selbst derart lange Zeiträume der Nahrungsabstinenz keine unverhofft schlechten Folgen für die Stoffwechselsituation haben, so werden 3-4 Stunden ohne Mahlzeit erst recht kein Problem darstellen. Wäre dem so, so müssten wir auch nächtlich mindestens zweimal aufstehen um zu essen, nur um unseren Grundumsatz „am Leben" zu erhalten. Wer dies bereits tut: Es ist nicht nur unnötig, sondern eher hinderlich, wenn das Ziel ein sportlicher muskulöser und fettfreier Körper ist.

Gegenüber diesen Studien stehen auch Untersuchungen, die zweifelsfrei beweisen, dass der Konsum einer Mahlzeit die Stoffwechselaktivität anhebt. Und auch diese Behauptung ist durchaus richtig! Denn logischerweise hat der Körper mehr Energieaufwand, wenn er eine Mahlzeit zu verdauen hat, als wenn er keine Mahlzeit zu verdauen hat. Ein Bauarbeiter hat schließlich auch einen höheren Energieaufwand, wenn er zehn Ziegelsteine in eine Wand einbauen muss, als wenn er weiterhin entspannt seiner Pause nachgeht. Doch das sind alles reine Momentaufnahmen, die in diesem Zusammenhang nicht relevant sind. Denn der Energieaufwand für den Einbau von hundert Ziegelsteinen auf zehn Anläufe verteilt, ändert sich nicht großartig im Gegensatz zum Aufwand der energetisch betrieben werden muss, wenn die hundert

Ziegelsteine nicht auf zehn Versuche, sondern auf zwei oder drei verteilt werden. Hundert Ziegelsteine in eine Mauer eingebaut sind hundert Ziegelsteine in eine Mauer eingebaut. Nur dass der Arbeiter einmal einen ganzen Tag benötigt, weil er nach jeweils zehn Ziegelsteinen zwei Stunden Pause einlegt, wohingegen er beim zweiten Beispiel alle Ziegelsteine innerhalb eines wesentlich kürzeren Zeitraumes verarbeitet.

Ähnlich verhält es sich mit unserer Ernährung. Bleibt die Aufteilung der Nährstoffe und die Energiezufuhr gleich, muss unser Körper auch gleich viel Protein, Kohlenhydrate und Fett verstoffwechseln. Nur wird er für größere Mahlzeiten, wie sie demnach beim intermittent fasting vorkommen, einfach länger benötigen, lediglich die Frequenz der Einzelgaben wird reduziert.

Soll das nun heißen, dass die Mahlzeitenfrequenz eigentlich völlig irrelevant ist? Ja, in etwa das soll es heißen! Bisher ist nur eine relevante Studie an trainierten Boxern bekannt, die einen signifikant stärkeren Abbau fettfreier Magermasse bei kalorienreduzierter Ernährung bei niedriger Mahlzeitenfrequenz, verglichen mit hoher Mahlzeitenfrequenz nachweisen konnte. Nahezu sämtliche weitere Untersuchungen, die an trainierten Personen oder Sportlern durchgeführt wurden, konnten keine bedeutenden Vorteile einer hohen Mahlzeitenfrequenz, verglichen zu einer niedrigen Mahlzeitenfrequenz in Bezug auf die Veränderung der Stoffwechselaktivität feststellen.

Stellt sich natürlich an dieser Stelle die Frage, welchen Nutzen man dann aus dem Prinzip des intermittent fastings bekommt? Gesundheitliche Aspekte sollen an dieser Stelle zunächst nicht berücksichtigt werden. Rein vom Standpunkt der Veränderung der Körperzusammensetzung aus betrachtet, wurde ja bereits im ersten Kapitel erläutert, dass die Ausnutzung der Nährstoffe verbessert und die anabole Reaktion auf eben jene Nährstoffe verstärkt werden kann, wenn eine Undereating-Phase zuvor erfolgt ist. Demnach ist also die Diskussion möglicherweise sogar umzudrehen und die Frage, ob sich eine niedrige Mahlzeitenfrequenz mit gezielten Overeating-Phasen vielleicht sogar positiver auf die Stoffwechselaktivität des Fitness-Sportlers und Bodybuilders auswirkt, als die kontinuierliche Nahrungszufuhr!? Doch das bleibt vorerst Spekulation, da hier verlässliche Daten fehlen. Jedoch existieren bereits einige praktische Erfahrungen, die diese Annahme wohl bestätigen würden.

Die Stoffwechselgeschwindigkeit scheint also in wesentlich geringerem Umfang mit der Mahlzeitenfrequenz zusammenzuhängen, als häufig angenommen wird oder vielmehr, als dass uns von der Fitnessindustrie vorgegaukelt wird. Denn wissenschaftlich gesicherte Belege auf diesem Themengebiet sind recht rar. Der wesentlich stärkere Einfluss auf unseren Stoffwechsel besitzt unser Körpergewicht und der Anteil stoffwechselaktiver Körpermasse. Anstelle sich den Kopf zu zerbrechen, wie viele Mahlzeiten man täglich zuführen sollte und in welchen optimalen Intervallen dies geschehen sollte, wäre es ratsamer, sich in ein

Fitness-Studio zu begeben und intensiv für mehr stoffwechselaktive Muskelmasse zu arbeiten!

Intermittent Fasting und Stoffwechselreaktionen

Wie im letzten Kapitel zu entnehmen war, scheint kein direkter Zusammenhang zwischen Stoffwechselrate und Mahlzeitenfrequenz zu bestehen. Zumindest nicht innerhalb kurzfristiger Zeitfenster. Langfristig mag dies anders sein. Damit ist jedoch nicht gemeint, dass das langfristige Einhalten von intermittent fasting mit niedriger Mahlzeitenfrequenz die Stoffwechselrate negativ beeinflusst, sondern lediglich, dass langfristige und dauerhafte Fastenphasen ohne regelmäßige Nahrungszufuhr kontraproduktiv sind. Um dies jedoch zu verstehen, müssen zunächst die unterschiedlichen Phasen eines „Fed-Fast-Cycles" betrachtet werden:

- Die erste Phase ist die Absorptionsphase. Diese dauert etwa bis zu drei Stunden nach der letzten Nahrungsaufnahme an, während der der Körper maßgeblich mit Verdauung und der Absorption der ersten Nährstoffe beschäftigt ist.

- Die postabsorptive Phase ist Stufe 2. Hier handelt es sich um eine Phase des frühzeitigen Fastenzustandes. Diese Phase beginnt mit Abschluss der Absorptionsphase und hält in etwa 12-18 Stunden an.

- Die mittelfristige Fastenphase folgt auf die postabsorptive Phase mit der in ihr enthaltenen kurzfrisitgen Fastenphase, in der man sich hauptsächlich befindet, wendet man das Prinzip des intermittent fasting an. Die mittelfrisitge Fastenphase hingegen dauert bis zu zwei Tage nach der letzten Mahlzeit an.

- Die letzte Phase ist die langfristige Fastenphase, die mehrere Tage anhalten kann und während der es schon zu einer vollen Adaptation des Organismus an die neue und ungewöhnliche Situation kommt.

Während der Absorptionsphase werden die Nährstoffe, die über die Ernährung zugeführt wurden verdaut und vom Organismus aufgenommen. Der Körper befindet sich zu diesem Zeitpunkt in einer äußerst anabolen Phase, während der beispielsweise Energiespeicher aufgefüllt werden. Dazu gehören u.a. die Glykogenspeicher der Leber und der Muskulatur über die Nahrungskohlenhydrate, wenngleich die Leberglykogenspeicher stärker von glukoneogenetischen Aktivitäten beeinflusst werden. Das bedeutet, die Leber füllt die eigenen Glykogenspeicher weniger über Nahrungskohlenhydrate, sondern vielmehr indirekt über die Neusynthese von Glukose aus Pyruvat, Aminosäuren und Laktat. Kohlenhydrate die über die Nahrung zugeführt werden wirken sozusagen eher ergänzend und füllen primär die muskulären Glykogenspeicher und dienen in erster Instanz als Energielieferant für glukoseabhängige Gewebe wie beispielsweise den roten Blutkörperchen oder auch dem Gehirn. Überschüssige Kohlenhydrate können zudem noch im Fettgewebe gespeichert werden. Dieser Vorgang, als de novo lipogenese bezeichnet, findet im menschlichen Organismus jedoch nur in geringem Umfang statt und auch nur dann, wenn stark und langandauernde kohlenhydratreiche Phasen erfolgen. Wissenschaftler konnten eine nennenswerte Speicherung von Kohlenhydraten als Körperfett erst nach mehrtägiger hyperkalorischer und stark kohlenhydratlastiger Kostform feststellen. Überwiegend Eigenschaften, die auf intermittent fasting nicht zutreffen. Entsprechend muss auch niemand „Angst" vor Kohlenhydraten haben. Es kommt vielmehr darauf an, wie und wann diese eingesetzt werden. Bei angepasster Kalorienzufuhr ist es auch nicht möglich, anders als oft propagiert wird, von Kohlenhydraten fett zu werden. Lediglich der Fettabbau kann möglicherweise durch kohlenhydratreiche Ernährung erschwert werden. Doch beim intermittent fasting steht einer verhältnismäßig kurzen Zeitdauer, während der der Fettabbau durch Reaktionen die im Körper infolge eines Kohlenhydratkonsums ausgelöst werden, kurzzeitig negativ beeinflusst werden kann, eine überdurchschnittliche lange Zeitperiode gegenüber, während der es zu einer maximalen Fettstoffwechselaktivierung kommt.

Die kurzfristige Fastenphase charakterisiert sich dadurch, dass die direkte Energieversorgung aus den mit der Nahrung zugeführten Nährstoffen immer geringer ausfällt und schließlich ganz zum Erliegen kommt. Der

Körper muss nun an seine Reserven gehen bzw. selbst für die Synthese von Glukose sorgen. Insbesondere die Leber arbeitet während dieser Zeit auf Hochtouren. Schließlich ist es mit eine der Hauptaufgaben der Leber, dafür zu sorgen, dass der Blutzuckerspiegel konstant bleibt und glukoseabhängige Organe mit Glukose versorgt werden. Mit zunehmender Dauer der Fastenphase werden glukoseunabhängige Gewebe verstärkt über eine Oxidation von Fettsäuren versorgt. Beim intermittent fasting für fitnessorientierte Zwecke soll nun versucht werden die Fastenphase lange genug auszuweiten, um die positiven Eigenschaften der Fettfreisetzung und der Fettstoffwechselaktivität zu nutzen, gleichzeitig soll die Nahrungsabstinenz jedoch nicht so lange hinausgezögert werden, um negative Begleiterscheinung, wie eine übermäßige Aminosäurenoxidation oder eine Nährstoffunterversorgung zu provozieren. Richtig angewendet, sollte der Fitness- und Kraftsportler seine Nährstoffzufuhr während der Unterbrechung des Fastenzeitraumes möglichst optimal für seine sportlichen Ziele nutzen. Dazu jedoch in entsprechendem Kapitel mehr. Die meisten fitnessorientierten Ansätze des intermittent fasting – und auch jener Ansatz, der hier im weiteren Verlauf hauptsächlich empfohlen wird – befinden sich mit den Empfehlungen zur Fastenphase im Bereich der kurzfristigen Fastenphase und dem Übergang zur mittelfristigen Fastenphase, nämlich bei Empfehlungen von 14-20 Stunden ohne Nahrungszufuhr.

Übersteigt man eine Zeitspanne von etwa 18 Stunden ohne Nahrung, begibt man sich in den mittelfristigen Fastenzeitraum. Strenggenommen kann man auch erst jetzt wirklich von einem Stadium des Fastens reden, denn erst dann kommt es zu ersten maßgeblichen Anpassungen durch die Abstinenz von Nahrung. Zunächst kommt es zu einer rapide ansteigenden Rate der Glukoneogenese in der Leber, die primär durch den Abbau von Muskelproteinen bedient wird. Gleichzeitig steigt die Glukagonaktivität, welche für eine Freisetzung von Fettsäuren aus dem Körperfettgewebe und eine Erhöhung bzw. für eine Konstanthaltung des Blutzuckerspiegels mitverantwortlich ist. Da lediglich Cortisol dazu in der Lage ist, Aminosäuren aus dem Muskelgewebe herauszulösen, kommt es logischerweise mit anhaltender Fastendauer auch vorübergehend zu einer Erhöhung der Stresshormone im Körper, welche sich im Zuge der langfrisitgen Fastenphase jedoch wieder reguliert. Alles in allem befindet man sich, wie auch bereits in der kurzfristigen Fastenzeit, nun in einem überwiegend katabolen Zustand. Je öfters und je länger man diesem Zustand jedoch durchläuft, desto stärker die Anpassungen des Körpers, wie an den Stoffwechselreaktionen der langfristigen Fastenphase erkennbar wird.

Die Stoffwechselanpassungen der langfristigen Fastenphase betreffen in erster Linie den Proteinstoffwechsel. Ein zu starker Abbau von Proteinen kann in Sachen Sicherung des Überlebens kontraproduktiv wirken. Daher sucht der Organismus gewissermaßen nach einer Lösung, die Aminosäurenoxidation zur Energiegewinnung und die Verwendung von Aminosäuren als Substrat für die Synthese von Glukose zu vermindern. Die in der kurzfristigen und mittelfristigen Fastenphase bereits begonnene

Produktion von Ketonkörper, sozusagen die „Ersatzkohlenhydrate", wird nun verstärkt und wirkt proteinsparend. Ketonkörper werden hauptsächlich über den Fettstoffwechsel gewonnen. Gewebe und Organe, die vorher mit Kohlenhydraten versorgt wurden und daraus primär ihre Energie gewinnen, werden nun hauptsächlich mit Ketonkörper bedient. Zumindest vorübergehend. Denn je länger das Fasten andauert, desto stärker läuft die Energiebereitstellung einzelner Organe über die Oxidation freier Fettsäuren, bis hin zu dem Punkt, an dem lediglich glukoseabhängige Gewebe mit Ketonkörpern und Glukose aus der Glukoneogenese versorgt werden. Der Cortisolspiegel sinkt und der Proteinabbau wird zulasten des Fettabbaus vermindert. Dieser Anpassungsprozess wird übrigens auch bei stark kohlenhydratreduzierter ketogener Ernährungsweise durchlaufen.

Da die meisten intermittent fasting Konzepte jedoch nicht den Zustand der langfristigen Fastenphase erreichen – und dies auch nicht anstreben sollten – und sich in Sachen Fasten vielmehr im hochkatabolen Bereich der kurzfristigen und anfänglich mittelfristigen Fastenphase abspielen, stellt sich nun natürlich zwangsweise die Frage, ob ein intermittierendes Fasten dann wirklich sinnvoll erscheint? Insbesondere dann, wenn der maximale Erhalt der Muskelmasse im Vordergrund steht? Interessanterweise scheint es so, als würde ein mehrmaliges und häufiges, wie auch regelmäßiges Durchlaufen von Phasen mit niedriger Nahrungszufuhr bzw. völlig ohne Nahrungszufuhr auf Dauer eine ähnliche Stoffwechselsituation wie in der langfristigen Fastenphase begünstigen: Der Fettstoffwechsel wird trainiert und aktiviert und rückt deutlich schneller wieder in den Mittelpunkt des

Energiestoffwechsels nach kurzen Zeiten der Nahrungszufuhr. Dadurch kommt es zu einer Schonung der Glykogenspeicher im Körper, welche wiederum proteinsparend wirken und somit einen möglichen Proteinabbau minimieren. Die Gefahr des Muskelabbaus ist somit tendenziell bei der Umstellung der Ernährungsgewohnheiten auf intermittierendes Fasten am größten, was jedoch durch eine angepasste Energie- und Proteinzufuhr in den Griff zu bekommen ist.

Intermittent Fasting und Training

Da es sich hier um ein Buch für Fitness-Sportler handelt und Personen, die Muskeln aufbauen und Fett abbauen wollen, muss natürlich auch das Thema Training genauer unter die Lupe genommen werden. Denn wie bereits im Kapitel zuvor beschrieben, ist es hauptsächlich die Körperzusammensetzung, also der Anteil an stoffwechselaktiver Masse, die über die Aktivität und die „Geschwindigkeit" der Stoffwechselrate entscheidet. Sprich, je mehr Muskelmasse, desto mehr Kalorien verbrennt der Körper auch im Ruhezustand, desto höher der Stoffwechselgrundumsatz, desto mehr Energie kann über die Nahrung zugeführt werden, ohne dabei Fett anzusetzen oder desto geringer muss die Kalorienkürzung während einer Fettabbauphase erfolgen. Es spricht also so einiges dafür, regelmäßiges Muskeltraining zu betreiben. Und egal was nun das Ziel ist, ob Muskelaufbau oder Fettabbau, im Vorder- und Mittelpunkt hierbei sollte auf sportlicher Seite immer das Krafttraining stehen. Egal ob Männlein oder Weiblein, Fitness-Athlet oder Bodybuilder,

Model oder Freizeit-Sportler! Stundenlange Cardioeinheiten auf dem Laufband, Crosstrainer oder Fahrrad können also getrost vergessen oder zumindest als sekundär eingestuft werden. Wie und warum, dazu kommen wir noch.

Zunächst wollen wir uns aber mit dem Training während der Anwendung des intermittent fasting beschäftigen. Speziell mit dem Training während der Fastenphase. Wie die einzelnen Praxisbeispiele in den Folgekapiteln zeigen werden, ist je nach Anwendung und Zielsetzung ein Nüchterntraining empfohlen oder sinnvoll, jedoch nie als absolutes Muss anzusehen. Vielmehr kann es als eine Option angesehen werden, die Effekte des Fastens eventuell noch etwas zu verstärken. Zumindest sollen die nachfolgenden Beschreibungen jedoch den Sportlern die „Angst" vor einem Training auf nüchternen Magen nehmen. Denn Nüchterntraining wird im Allgemeinen mit schlechter Leistungsfähigkeit und/oder Muskelabbau in Verbindung gebracht. Häufig wird behauptet, Training im Nüchternzustand würde aufgrund des fehlenden Glykogens zu Leistungseinbrüchen führen. Personen, die dem Nüchterntraining dann eine Chance geben, berichten erstaunlicherweise dann häufig vom genau gegenteiligen Effekt. Wie kommt das?

Um das zu verstehen, müssen wir zunächst einen kleinen Ausflug in die Biochemie der Ernährung und des Körpers machen. Doch keine Angst, es wird kurz, schmerzlos und verständlich. Doch um zu verstehen, warum

Training im Fastenzustand häufig gar kein Problem darstellt, müssen wir erst verstehen, was mit den Kohlenhydraten, die wir über die Ernährung aufnehmen überhaupt in unserem Körper passiert. Hierfür muss klargestellt werden, wofür wir Kohlenhydrate überhaupt benötigen. In erster Linie handelt es sich bei diesem Makronährstoff nämlich um einen Energielieferanten. Unser Körper kann über die Verbrennung von Kohlenhydraten Energie beziehen. Das Besondere an den Kohlenhydraten, im Gegensatz zu Fetten, die ebenfalls als Energieträger fungieren, ist, dass Kohlenhydrate auch ohne das Vorhandensein von Sauerstoff verstoffwechselt werden können, was bei Fetten nicht der Fall ist. Fette benötigen für ihre Verbrennung Sauerstoff. Kohlenhydrate nicht. Wenn wir kurze intensive körperliche Belastungen ausführen oder die Intensität einer Belastung eine bestimmte Schwelle überschreitet, dann kommt es in unserem Körper kurzfristig zu einer Sauerstoffschuld. Das bedeutet, der Körper benötigt aktuell mehr Sauerstoff, als er im Moment zur Verfügung hat. Das kann entweder den Grund haben, dass der Sauerstofftransport im Körper zu langsam funktioniert oder die Aufnahme und Transportkapazitäten des Organismus überfordert wird. Springt man nun z.B. plötzlich auf und sprintet für 20-30 Sekunden, kann es sogar sein, dass sich beides überlappt. Ähnlich ist es beim Krafttraining. Wäre unser Körper nun auf eine reine Verbrennung von Fetten angewiesen, könnten einige Belastungen unter maximaler Intensität gar nicht bewerkstelligt werden. Doch für eben jene Situationen gibt es die Kohlenhydrate. Selbst wenn zu wenig Sauerstoff anwesend ist, können diese Energielieferanten noch als Energieträger dienen. Und

Kohlenhydrate können in unserem Körper gespeichert werden. Zwar nur in sehr begrenzter Menge, aber immerhin besitzen wir Speicher. Die Speicherform der Kohlenhydrate im Körper nennt sich Glykogen. Das Glykogen wird aufgebaut aus den Kohlenhydraten über die Ernährung und zwar in den Muskeln und in der Leber. Im Zuge der Verdauung werden Kohlenhydrate aller Art, also egal ob aus Brot, Kartoffeln, Reis oder Müsli, solange ab- und umgebaut, bis wir nur noch einfachen Traubenzucker vorliegen haben. Nahrungskohlenhydrate sind also nichts anderes als lange Zuckerketten, die durch die Verdauung wieder in einzelne „Perlen", die Glukose, aufgespalten werden, denn nur diese „Einzelperlen" können über die Darmwand aufgenommen werden und ins Blut gelangen. Dort angekommen, werden die Kohlenhydrate zur Leber transportiert. Diese füllt zunächst ihre eigenen Speicher auf, leitet aber auch einen großen Teil an die Muskelzellen weiter. Die Glukose wird sowohl in Leber als auch Muskeln dann wieder zu einer langen, verästelten Kette verknüpft. Das ist dann das angesprochene Glykogen. Wird Energie gebraucht, werden wieder einzelne Perlen aus der Kette abgetrennt und zu Energiebereitstellungszwecken verbrannt. Kohlenhydrate der Ernährung werden also schnell und einfach ausgedrückt, von langen Zuckerketten zu einzelnen Zuckerbausteinen abgebaut, im Körper verteilt, wieder zu langen Zuckerketten aufgebaut und bei Energiebedarf abermals zu einzelnen Zuckerbausteinen abgebaut und verbrannt. Und was hat das alles mit intermittent fasting und Training zu tun? Um dies zu verstehen, müssen wir noch einen Schritt weiter gehen. Denn je nach Speicherort können die Kohlenhydrate anders verstoffwechselt werden.

Kohlenhydrate die in der Leber gespeichert werden, können von der Leber jederzeit wieder ins Blut entlassen werden. Bei Kohlenhydraten der Muskelzellen ist dies nicht mehr möglich. Sämtliche Kohlenhydrate die in die Muskelzellen aufgenommen werden, können diese nicht mehr verlassen und nicht mehr ans Blut abgegeben werden, sondern können von nun an nur noch der Energiebereitstellung des jeweiligen Muskels dienen. Kohlenhydrate, die im Bizeps als Glykogen eingelagert wurden, können also auch nur noch zur Energiebereitstellung des Bizeps dienen. Und da ganz generell die Fette der „Lieblingstreibstoff" der Muskeln ist – zumindest unter Ruhebedingungen - und Kohlenhydrate nur für hochintensive Belastungen in größeren Mengen genutzt werden, bleiben die Glykogenspeicher auch entsprechend gefüllt, wenn eben keine hochintensiven oder sehr lang andauernde Belastungen erfolgen und die „Kohlenhydrattanks" werden nur langsam entleert. Und da es sich beim intermittent fasting um ein unterbrochenes Fasten handelt, bedeutet das, dass es durchaus Zeitfenster gibt, während denen Kohlenhydrate gegessen werden können und sollten. Die eingelagerten Kohlenhydrate bleiben dann solange gespeichert, bis sie ge- und verbraucht werden. Und das kann durchaus einige Tage dauern. Wer also beispielsweise am Vorabend kohlenhydratreich isst und sich dann in eine 24-stündige Fastenphase begibt und erst im Anschluss im nüchternen Zustand trainiert, der hat in aller Regel genug Kohlenhydrate in den Muskeln gespeichert, um ohne Leistungseinbußen das Workout beenden zu können. Erst wenn die Trainingsdauer oder die verbrannte Energie während des Trainings so hoch ist, dass die Glykogenspeicher der Muskulatur komplett aufgebraucht sind, kann es, abhängig von der Trainingsform, zu einem Leistungseinbruch kommen. In diesem Fall müssten während dem Training weitere Kohlenhydrate zugeführt werden oder die Trainingsintensität muss entsprechend gesenkt werden.

Studien konnten zeigen, dass selbst 3 ½ Tage Fasten nur minimalen Einfluss auf die Leistungsfähigkeit eines anschließenden Trainings zu haben scheinen. Vorausgesetzt natürlich, die Kohlenhydratspeicher wurden zuvor gefüllt und während der Fastenphase nicht wieder entleert. Eine fürs intermittent fasting sehr interessante Untersuchung stammt aus dem Jahre 2007. Hier wurde die Leistungsfähigkeit während einer 90 minütigen aeroben Ausdauertrainingseinheit untersucht. Verglichen wurden hierbei Gruppen, die entweder in den Stunden zuvor regulär gegessen hatten, zusätzlich während dem Training noch mit Kohlenhydraten supplementierten und eine dritte Gruppe, die eine 18-stündige Fastenphase hinter sich hatte. Es konnten keine signifikanten Unterschiede der drei Gruppen in Sachen Verminderung der Leistungsfähigkeit oder Stoffwechselaktivität festgestellt werden. Besonders interessant ist diese Studie eben deshalb, da intermittent fasting in der Regel mit Fastenperioden von 16-24 Stunden Dauer arbeitet, gefolgt von einem Overeating. Wer sich also für die Durchführung des intermittent fasting Konzeptes entscheidet, der muss dieser Studie nach keine Leistungseinbrüche befürchten, wenn regelmäßige Overeating-Phasen eingehalten und entsprechend dem Training angepasst gestaltet werden.

Sämtliche negativen Ergebnisse relevanter Studien, bezogen sich bei Leistungseinbrüchen nahezu immer auf die Zeit bis zur Ermüdung. Das bedeutet, Sportler, die beispielsweise Kohlenhydrate während dem Training konsumierten, konnten eine entsprechend durchgeführte Belastung länger durchhalten, als Personen, die sich im Fastenzustand befanden oder Personen, die keine Nährstoffe kurz vor oder während dem Training zuführten. Demnach könnten Sportler, die Triathlon oder ähnliche Sportarten betreiben möglicherweise tatsächlich Probleme mit der Leistungsfähigkeit bekommen und sollten intermittent fasting nur in begrenztem Rahmen anwenden.

Doch wie schon erwähnt, in diesem Buch geht es in erster Linie darum, mit intermittent fasting seine Körperzusammensetzung zu verändern, hin zu mehr Muskeln und weniger Fett. Dafür sind lange „Marathon-Trainingseinheiten" weder notwendig, noch sind sie empfehlenswert. Hierfür sollte vielmehr kurz, schwer und intensiv mit Gewichten trainiert werden. Typische Trainingseinheiten werden also selten länger als 30-60 Minuten andauern und werden höchstens noch durch Belastungen mit niedriger Intensität ergänzt, wie beispielsweise sehr lockeres Cardiotraining oder die Steigerung der Alltagsbewegung. Intermittent fasting kombiniert mit hochintensivem Training und genügend Erholung, das soll der Schlüssel zum Erfolg des in diesem Buch vorgestellten Programms sein.

Gut, doch gibt es auch irgendwelche Vorteile des nüchternen Trainings? Ja, auch die gibt es. Ganz zu Beginn in Kapitel 1 wurde beispielsweise auf den Einfluss des Trainings auf die cAMP-Spiegel während der Undereating-Phase eingegangen. Durch das Nüchterntraining kann demnach der Effekt des Undereatings und damit auch die anabole Reaktion während der darauffolgenden Overeating-Phase verstärkt oder zumindest effizienter gestaltet werden. Gesichert wurde diese theoretische Annahme, oder vielmehr logische Schlussfolgerung, durch eine Studie, die Nüchterntraining mit dem Training und einer zuvor erhaltenen Pre-Workout-Mahlzeit 90 Minuten vor dem Training verglich. Die Nüchtern-Gruppe trainierte ohne Frühstück nach der nächtlichen Fastenphase, während die Gruppe mit Nahrungszufuhr eine kohlenhydratlastige Mahlzeit zum Frühstück bekam. Das Training während dieser Studie wurde schlicht gehalten, ähnlich, wie es auch im weiteren Verlauf dieses Buches bei den einzelnen Zielsetzungskapiteln empfohlen wird. Sieben Übungen zu je drei Sätzen mit acht Wiederholungen als Ganzkörpertraining. Demnach absolvierten die Studienteilnehmer ein Krafttrainingsprogramm, das dem eines typischen Fitness-Sportlers oder Bodybuilders recht nahe kommt.

Nach jeder Trainingseinheit erhielten beide Gruppen jeweils einen Regenerationsdrink, der innerhalb der ersten Stunden nach dem Training getrunken wurde. Interessant ist nun, dass die Aktivität bestimmter Enzyme und Genregulationen, die einen nachweislich sehr starken Einfluss auf die Proteinsynthese besitzen, eine Stunde nach dem Training bei

Personen der Gruppe, die nüchtern trainierte deutlich höher lagen, als bei Personen der Gruppe, die ein Frühstück erhielten. Um genau zu sein, waren die jeweiligen Aktivitäten der Enzyme und Co-Faktoren in etwa doppelt so hoch! Erst nach einigen Stunden glichen sich die Werte zur Frühstücksgruppe an. Da die Nüchterntrainingsgruppe die gleiche Mahlzeit wie die Frühstücksgruppe am Nachmittag anstelle von 90 Minuten vor dem Training bekam, ist nicht davon auszugehen, dass die Veränderung auf den Kaloriengehalt der Ernährung sondern lediglich auf das Training auf nüchternen Magen zurückzuführen ist. Nutrient-Timing spielt demnach eine nicht zu unterschätzende Rolle, wie aus dieser Untersuchung ebenfalls ersichtlich wird. Der Studie zu entnehmen ist damit, dass das Nüchterntraining im Vergleich zum Training mit Pre-Workout-Mahlzeit möglicherweise zunächst stärker katabol wirkt, anschließend jedoch eine deutlich anabolere Reaktion hervorruft – wie bereits in Kapitel 1 beschrieben. Ohne Katabolismus demnach kein Anabolismus. Offen bleibt die Frage, ob sich der kurzfristige anabole Vorteil des Fastentrainings auch langfristig in mehr Muskelmasse und/oder weniger Fettgewebe auswirkt. Relevante Studien sind zu diesem Thema zwar nicht zu finden, praktische Erfahrungen lassen an einem positiven Ergebnis jedoch nicht zweifeln. Der verstärkte anabole Effekt wird allerdings durch weitere Vorteile eines Nüchterntrainings oder generell eines Trainings während der Undereating-Phase gestützt.

Hierzu zählt beispielsweise, dass die Insulinsensibilität nach einem

Nüchterntraining deutlich höher liegt als nach einem Training, dem zuvor eine Mahlzeit vorausgegangen ist. Die nach dem Training zugeführten Kohlenhydrate können also besser und schneller verstoffwechselt werden. Auch die Speicherkapazität der Glykogenspeicher im Allgemeinen konnte durch ein Nüchterntraining positiv beeinflusst werden. Personen, die auf nüchternen Magen trainierten, wiesen eine höhere Glykogenspeicherkapazität im Anschluss an das Training auf, als Personen, die nicht nüchtern trainierten. Training auf leeren Magen scheint demnach eine Glykogensuperkomensation zu fördern, was in der praktischen täglichen Umsetzung entsprechend auch umgesetzt werden sollte! Doch dazu später mehr.

Für alle Kraft- und Fitness-Sportler und auch Bodybuilder, die an einem qualitativen Muskelaufbau interessiert sind, und das sollten fast alle dieser Sportler sein, macht es jedoch Sinn, nicht komplett nüchtern ans Eisen zu gehen, sondern vielmehr mit einer Aminosäurenzufuhr unmittelbar vor dem Training. Insbesondere die essentiellen Aminosäuren sollten hier zum Einsatz kommen bzw. die BCAA. Denn wie sich ebenfalls herausgestellt hat, können bereits geringe Zufuhrmengen an essentiellen Aminosäuren vor dem Training eingenommen, die anabole Reaktionen auf die muskuläre Proteinsynthese enorm in die Höhe treiben. Hier reichen dann bereits 5-10g aus. Das macht umgerechnet nicht mehr als etwa 40kcal, welche den Fastenzustand nicht wirklich stören, sich jedoch langfristig äußerst positiv auf die Körperzusammensetzung auswirken können.

Nichts desto trotz ist es kein Muss, im Zuge des intermittent fasting nüchtern zu trainieren, sondern vielmehr eine Option von vielen. Beispielsweise konnte in Studien ebenso festgestellt werden, dass die Kombination der zuvor schon erwähnten essentiellen Aminosäuren mit einer moderaten Menge an hochglykämischen Kohlenhydraten vor dem Training den stärkeren Effekt auf hormonelle Anpassungen und Proteinsynthese haben, verglichen mit einer alleinigen Gabe der Aminos. Bei Versuchen einer Intra-Workout-Zufuhr einer Glukose-Amino-Mischung konnte gezeigt werden, dass dieses Vorgehen die Cortisolwerte während dem Training zu reduzieren vermag. Nun dürfen solche einzelnen Anstiege dieses katabolen Stresshormons natürlich nicht überbewertet werden, schließlich handelt es sich um eine vollkommen normale physiologisch auch wünschenswerte Reaktion des Körpers. Doch stellte man fest, dass Personen, die eine hohe Cortisolausschüttung während dem Training erfahren auch mehrere Stunden später einen tendenziell erhöhten Wert dieses Hormons aufweisen. Auch weitere Marker, die auf einen Proteinabbau hinweisen, konnten mit einer Aminosäurenzufuhr während dem Training kontrolliert werden.

Was genau bedeutet das jetzt umgesetzt für die Praxis? Als erstes: Nüchternes hochintensives Training sollte vermieden werden!!! Das klingt jetzt auf den ersten Blick wie ein kompletter Widerspruch in sich, bezogen auf die oben getätigten Aussagen, nicht wahr? Ja, das ist es im Prinzip auch! Was mit „kein Nüchterntraining" jedoch gemeint ist, ist kein „komplett Nüchterntraining", sondern auf das gezielte Einsetzen von essentiellen Aminosäuren sollte vor intensiven Trainingseinheiten nicht verzichtet werden!

Eine zweite Möglichkeit besteht natürlich darin, eine komplette Pre-Workout-Versorgung vor dem Training erfolgen zu lassen. Entsprechend fällt das Training dann in das zeitliche „Essensfenster". Hier ist es sinnvoll, eine Mahlzeitenstrategie wie in der „klassischen" Sporternährung zu verfolgen. Mehr dazu im Kapitel der unterschiedlichen Mahlzeitenprotokolle und im folgenden Kapitel über das Nährstoff-Timing.

Ob nun während der Fastenperiode oder innerhalb des „Essenszeitraumes" trainiert werden sollte, hängt also demnach auch stark von individuellen Faktoren ab. Dazu gehören auch Dinge wie subjektive Leistungseinschätzungen. Wer eindeutige Leistungseinbußen während nüchternem Training zu verzeichnen hat, der sollte demnach ein anderes Protokoll wählen – ungeachtet sämtlicher wissenschaftlicher Daten! Umgekehrt gilt jedoch das Gleiche! Wer sich beim nüchternen Training gut und energiegeladen fühlt, der sollte dies auch weiterhin so beibehalten und lediglich mit essentiellen Aminosäuren ergänzen.

Intermittent Fasting und Nährstoff-Timing

Mein erstes Buch „Das Logisch-Ernähren-Body-System" befasst sich schwerpunktmäßig mit dem korrekten Nährstofftiming und der richtigen Auswahl der passenden Lebensmittel. An dieser Einstellung hat sich auch weiterhin nichts geändert. Der Ansatz des intermittent fasting soll daher mehr als Ergänzung und Optimierungsmöglichkeit angesehen werden. Denn während dem „Essensfenster" sollten auch weiterhin die Logisch-Ernähren-Grundprinzipien gelten, die hier noch einmal in leicht angepasster Form aufgezeigt werden sollen:

1) Obst und/oder Gemüse mit jeder Mahlzeit

2) Protein mit jeder Mahlzeit

3) Kohlenhydrate primär nach dem Training

4) Auf gute Fette achten

5) Genügend trinken

6) Schummeln erlaubt – aber richtig!

Da man im Gegensatz der „klassischen" Empfehlungen des Logisch-Ernähren-Body-Systems natürlich beim Ansatz des intermittent fasting weniger Zeit zur Nahrungsaufnahme hat, müssen hier einige Dinge noch modifiziert werden. Eine ursprüngliche Empfehlung, alle 2-4 Stunden eine Mahlzeit zuzuführen, bleibt auch weiterhin bestehen, auch wenn diese jetzt nicht in der Auflistung aufgeführt ist. Für das intermittent fasting bedeutet das lediglich, dass man deutlich weniger Mahlzeiten zuführt, da man schlichtweg weniger Zeit zum Essen hat. In der Regel beläuft sich die Mahlzeitenfrequenz dann auf 3-4 Mahlzeiten innerhalb der 6-8 Stunden, die man täglich für die Nahrungszufuhr einplanen kann. Daraus ergibt sich jedoch, dass die Portionen an Obst und Gemüse vergrößert werden müssen. Hat man beispielsweise bisher sechs Mahlzeiten am Tag konsumiert und sich an die Richtlinie gehalten, zu jeder Mahlzeit eine Portion Obst oder Gemüse zu essen, so kam man auf täglich mindestens sechs Portionen Obst und Gemüse. Dies sollte auch weiterhin beibehalten werden! Die einfachste Möglichkeit dies zu tun ist, zu jeder der 3-4 Mahlzeiten täglich sowohl eine Portion Gemüse (ca. 150-200g) und 1 Stück Obst zu essen. Somit kommt man auch weiterhin auf 6-8 Portionen Obst und Gemüse und sichert sich dadurch die optimale Versorgung mit Ballaststoffen, vor allem aber Vitaminen und Mineralstoffen. Vitamintabletten und ähnliche Ergänzungen sind also auch weiterhin nicht nötig!

Ebenso bleibt die „Regel" bestehen, dass größere Mengen an Kohlenhydraten vor allem in der ersten vollständigen Mahlzeit nach dem Training konsumiert werden sollten. Im Logisch-Ernähren-Body-System wird dieser Zeitraum als kurzfristige Regenerationsphase 2 beschrieben. Hier ist jede Menge Platz für Nahrungsmittel wie Kartoffeln, Reis, Haferflocken, Brot oder Nudeln. Für die restlichen Mahlzeiten heißt es auch weiterhin, Kohlenhydrate hauptsächlich aus Quellen mit niedriger glykämischer Last zu wählen. Dazu gehören beispielsweise Hülsenfrüchte und Obst und in geringen bis moderaten Mengen auch Vollkornprodukte. Diese sollten nun mit gesunden Fetten kombiniert werden. Zusammen mit dem Proteinanteil, welcher in jeder Mahlzeit vorhanden sein sollte und dem Obst und Gemüse, ergibt sich hier eine nahrhafte Speise. Welche Lebensmittel besonders zu empfehlen sind, entnehmen Sie bitte dem entsprechenden Kapitel.

In Sachen Flüssigkeit hat sich auch weiterhin nichts geändert. Auch zukünftig werden kalorienfreie Getränke wie Wasser und ungesüßte Tees, sowie in moderaten Mengen (2-3 Tassen pro Tag) Kaffee empfohlen, um den Flüssigkeitsbedarf des Körpers zu decken. Light-Getränke sind zwar generell kein Problem, sollten aber nur in geringen Maßen konsumiert werden. Der Grund hierfür ist in erster Linie die Vermeidung technisch entwickelter Lebensmittel. Stattdessen sollte der Fokus auf natürlicher Nahrung liegen.

Auch das Schummeln bleibt weiterhin erlaubt. Allerdings noch immer im richtigen Ausmaß. Daher wurden die Empfehlungen hier etwas angepasst. Die Menge der Cheatmahlzeiten beschränkt sich von nun an auf zwei Stück pro Woche. Dafür wird das Konzept des „If It Fits Your Macros" (IIFYM) eingeführt, was so viel bedeutet wie, „Wenn es in deine Nährstoffverteilung passt". Hier können weitere 2-3 Mahlzeiten wöchentlich eingeplant werden. Optimalerweise werden diese IIFYM-Mahlzeiten mit den Logisch-Ernähren-Richtlinien kombiniert.

If It Fits Your Macros (IIFYM)

Stellt sich nun als nächstes nur noch die Frage, was es mit „If It Fits Your Macros" überhaupt auf sich hat? Ganz einfach. Wenn es in die Vorgaben der Nährstoffverteilung passt, dann kann es auch so eingeplant werden. Um es einfach an einem Beispiel zu erklären: Eine Person nimmt sich beispielsweise vor, täglich 150g Protein, 250g Kohlenhydrate und 50g Fett zu konsumieren. Diese Werte können nun mit Lebensmitteln „ausgefüllt" werden. Die Person beschließt, sich überwiegend von den empfohlenen Lebensmittel dieses intermittent fasting Guides zu ernähren, möchte aber nicht dauerhaft auf Schokolade verzichten. Aus diesem Grund wird die Schokolade einfach miteinberechnet als IIFYM-Meal. 40g Vollmilchschokolade besitzt rund 2g Protein, 22g Kohlenhydrate und 12g Fett. Das bedeutet, die jeweilige Person muss diese Werte in die Gesamtkalkulation miteinbeziehen. Abzüglich der Schokolade verbleiben der Person also noch 148g Protein, 228g Kohlenhydrate und 38g Fett, die mit weiteren Lebensmitteln gefüllt werden können. Sinn hinter diesem Vorgehen ist hier hauptsächlich das geistige Ablegen der Annahme, es würden „gute" und „böse" Lebensmittel existieren oder besser ausgedrückt es würden „schlank machende" und „dick machende" Nahrungsmittel existieren. So gibt es in Wahrheit keine Lebensmittel die per se dazu beitragen schlank zu bleiben oder Fett zu verlieren, wie es auch keine Lebensmittel gibt, die zwangsweise und automatisch dick machen oder den Fettaufbau fördern. Letztlich ist es immer das Über- oder Unterschreiten der Kalorienmenge und der Makronährstoffeinteilung von Eiweiß, Kohlenhydraten und Fett, was für eine Gewichts- bzw. Fett-

Zu- oder Abnahme verantwortlich ist. Kurz und bündig ausgedrückt: Man kann in einer Diät genauso mit dem Einplanen von Schokolade schlank werden, wie man durch ein Zuviel an vermeintlich gesunden Lebensmitteln auch fett werden kann. Eine Kasteiung und zwanghafte Verbote oder Rituale sind also gar nicht notwendig. Viel entscheidender ist es herauszufinden, wie viel Kalorien, Proteine, Kohlenhydrate und Fette individuell benötigt werden oder nicht überschritten werden sollten, um die angestrebte Zielsetzung zu erreichen. Selbst Wettkampfbodybuilder können auf dieses Prinzip zurückgreifen. Fade Thunfisch-Reis-Diäten führen nicht schneller oder besser zum Ziel, als eine abwechslungsreiche Ernährung mit möglichst viel Variation. Meist ist dies sogar die bessere und einfachere Lösung. Denn auf diese Weise werden sehr viel mehr Vitamine, Mineralstoffe und Spurenelemente, wie auch sekundäre Pflanzenstoffe zugeführt, die in Summe und Variation den Stoffwechsel positiver beeinflussen als eintönige langweilige und sich nie verändernde Nahrung. Lediglich individuelle Unverträglichkeiten müssen beachtet werden. Sportler und Athleten die beispielsweise mit subkutaner Wasserspeicherung in Folge eines Verzehrs von Milchprodukten zu kämpfen haben, sollten diese ebenso meiden, wie Bodybuilder mit Glutenunverträglichkeit keine Weizenprodukte konsumieren sollten. Ein generelles Ausschließen bestimmter Nahrungsmittelgruppen wie dies z.B. bei Brot während einer Bodybuilding-Wettkampfdiät häufig praktiziert wird, ist schlichtweg nicht nötig und für viele Athleten sogar psychisch so belastend, dass „Fressanfälle" – spätestens nach Ende der Wettkampfsaison – praktisch vorprogrammiert sind. Oder warum sonst machen ortsansässige Fast Food Restaurants nach Ende einer in der Nähe stattfindenden Bodybuildingmeisterschaft an solchen Abenden Rekordumsätze? An den Athleten wohlgemerkt, nicht an den Zuschauern! Auf diese Weise zerstören sich viele Wettkampfteilnehmer ihr hart erarbeitetes Ergebnis binnen weniger Tage. Und alles nur, weil viele denken, sie müssten nun alles nachholen, was in den vergangenen Wochen „verboten" war. An diesem Beispiel muss man sich nicht einmal ins Extrem „Wettkampfbodybuilding" begeben. In der Praxis ist es fast Gang und Gebe, dass sich diäthaltende schon Tage oder gar Wochen vor Ende der Diät wahre Listen von Lebensmitteln erstellen, die sie nach Abschluss der Diät zu essen vermögen. Genau betrachtet bedeutet das also, man macht eine Diät, um diese mit einem Fressanfall enden zu lassen, der häufig so lange anhält, dass man sich die Fettreduktionsphase zuvor hätte auch sparen können. Doch das alles muss nicht sein! Mit dem IIFYM-Konzept sind KEINE Lebensmittel grundsätzlich verboten! Wer also Lust auf ein Stück Pizza hat oder den starken Drang, mal wieder einen Hamburger oder ein Sandwich zu essen…warum nicht? Solange man es in seine tägliche Bilanz miteinrechnet. Schokolade oder Gummibärchen sind also nicht zwangsweise ein „No Go" während einer Diät oder Wettkampfvorbereitung. Platziert man diese Speisen auch noch richtig, also beispielsweise kohlenhydrathaltige und kalorienreiche Mahlzeiten nach dem Training – im Sinne des Nährstoff-Timings der Logisch-Ernähren-Richtlinien – können diese vermeintlich „bösen" Lebensmittel sogar produktiv genutzt werden. Kombiniert man diesen Punkt noch zusätzlich mit Punkt 1 der Logisch-Ernähren-Richtlinien, isst man also z.B. zu seinem

Stück Pizza noch einen gemischten Salat mit viel Rohkost und zum Nachtisch eine Hand voll Erdbeeren und kalkuliert dies alles in sein tägliches Nährstoffbudget mit ein, spricht hier absolut nichts gegen den Konsum einer solchen Mahlzeit!

Klingt irgendwie alles zu schön um wahr zu sein, nicht? Warum denn dann nicht NUR nach dem IIFYM-Konzept essen? Warum sind diese Mahlzeiten denn dann, wie oben beschrieben, wöchentlich begrenzt? Weil es zwar nicht direkt „gute" und „böse" Lebensmittel gibt, wohl aber „nährstoffreiche" und „nährstoffarme" Nahrung, ebenso wie „naturbelassene" und „verarbeitete" Lebensmittel. Und mit nährstoffarmer und verarbeiteter Nahrung alleine lässt sich der Grundbedarf essentieller Nährstoffe in der Regel nicht decken oder es werden übermäßige Mengen an unnötigen Zusatzstoffen wie Konservierungsmittel, Farbstoffe, Transfette usw. zugeführt, die sich allesamt negativ auf einen optimal laufenden Stoffwechsel auswirken können. Bei der reinen Anwendung des IIFYM-Konzeptes ist es daher nicht selten der Fall, dass sich bestimmte Personen nur von Fertiggerichten, Süßigkeiten und Junkfood ernähren. Sicherlich, wenn es in die Nährstoffvorgaben passt, so könnte man annehmen, die Fortschritte verliefen ähnlich oder gleich, als wenn man sich an natürlichen unverarbeiteten Lebensmitteln orientiert. Allerdings ist es bei der reinen Betrachtung des IIFYM-Konzeptes meist eher unwahrscheinlich, dass der Bedarf aller essentieller Nährstoffe abgedeckt ist. Und exakt dies ist der springende Punkt, warum der Großteil der Ernährung mit den empfohlenen Lebensmitteln dieses Guides abgegolten werden sollte. Richtet man sich nach dieser Lebensmittelliste und kombiniert diese mit den Logisch-Ernähren-Richtlinien, die ja bereits weiter oben niedergeschrieben wurden, so kann man in der Regel davon ausgehen, dass alle lebenswichtigen Nährstoffe in ausreichender Menge im Ernährungsplan vorhanden sind. 2-3 IIFYM-Mahlzeiten wöchentlich und 1-2 Schummelmahlzeiten, die möglicherweise nicht ganz so optimal in die Nährstoffvorgaben passen und diese in einem oder mehreren Punkten über- oder unterschreiten, tun dann an dieser Stelle nichts mehr zur Sache. Die 90%-Regel aus dem Logisch-Ernähren-Body-System bleibt also strenggenommen wie gewohnt bestehen.

Intermittent Fasting und hartnäckiges Fettgewebe

Alle Diätwilligen, die schon einmal versucht haben, ihren Körperfettanteil auf ein absolutes Minimum zu reduzieren kennen sehr wahrscheinlich das Problem, dass das Fett an manchen Stellen schnell und effizient verbrannt wird und auch relativ einfach wegzubekommen ist, während an anderer Stelle der Eindruck erweckt werden könnte, es ist überhaupt nicht möglich, diese Fettpölsterchen los zu werden. Meist sind diese hartnäckigen Fettpölsterchen bei Frauen im Bereich der Oberschenkel, des Pos und der Hüfte, während Männer mit dem Fett rund um den Bauchnabel, der Taille und im unteren Rückenbereich zu kämpfen haben. In exakt diesen Regionen verschwindet das Fett im Allgemeinen zuletzt, kommt aber auch genau hier als erstes wieder. Einfach ausgedrückt, es ist schwer, dort Fett loszuwerden, jedoch leicht es wieder an diesen Stellen aufzubauen. Verfolgt man den Zyklus etwas weiter, dann sollte man sich als Bodybuilder und Fitness-Sportler von der Idee ausgeprägter Bulk-Phasen verabschieden. Denn letztlich KANN es dazu kommen, dass die Problemzonen von Aufbauphase zu Aufbauphase stärker ausgeprägt werden. Letztlich auch eine logische Konsequenz. Nach der Diät, wenn die Kalorien wieder zu schnell und/oder zu stark erhöht werden, sind es meist die Problemzonen, die als erstes wieder zu „wachsen" beginnen. Körperfett wird also in erster Linie zunächst dort aufgebaut. Irgendwann folgt wieder eine Diät, die möglicherweise nicht lange oder streng genug durchgezogen wird, um sämtliche Problembereiche komplett „fettfrei" zu bekommen. Die Diät wird trotzdem beendet, die Kalorien abermals zu schnell und/oder zu stark erhöht und die sowieso nicht komplett eliminierten hartnäckigen Zonen wachsen ebenfalls wieder als erstes an – jedoch zusätzlich zum Restfett, welches sich noch immer dort befindet, aus Zeiten vor der Diät. Das Problem mit dem hartnäckigen Fett „vergrößert" sich also buchstäblich. Werden diese Auf- und Abbauzyklen nun immer wieder und wieder wiederholt, werden Problemzonen immer dominanter und immer schwieriger wegzubekommen. Die Lösung kann also letztlich nur darin bestehen, auf ausgeprägte „Massephasen" möglichst zu verzichten, um dadurch auch die Problemzonen unter Kontrolle zu halten. Wohlgemerkt, nicht jeder Sportler oder jeder Wettkampfathlet hat dieses Problem. Aber gerade die (Hoch-)Leistungssportler sind ohnehin mit guten Genen gesegnet und haben häufig solche „Problemchen" gar nicht, dienen aber als Vorbilder für den Otto-Normal-Freizeitsportler mit der Durchschnitsgenetik. Ziel muss es also sein – oder sollte es zumindest sein – zunächst einen niedrigen Körperfettanteil zu erreichen, um anschließend langsam die Körperzusammensetzung zu verändern, ohne dabei Unmengen an (hartnäckigem) Fettgewebe aufzubauen. Und genau hier besitzt der Ansatz des intermittent fasting gewisse Vorteile, die es erlauben während einer Körperfettreduktionsphase die hartnäckigen Fettpölsterchen „aggressiv" anzugehen und abzubauen und während einer Muskelaufbauphase diese in ihrem Wachstum einzuschränken. Um dies zu erreichen, muss jedoch vorher geklärt werden, was genau so besonders an „hartnäckigem Fett" ist und wie dieses Fett genau loszuwerden ist.

Grob untergliedert kann der Fettabbau in drei unterschiedliche Schritte eingeteilt werden:

1) Die Fettfreisetzung aus den Fettzellen

2) Der Transport der freigesetzten Fettsäuren zum Ort der Verbrennung

3) Die Aufnahme der Fettsäuren in die Zelle und letztlich die Oxidation zur Energiebereitstellung

Die Fettfreisetzung im ersten Schritt erfolgt mit Hilfe eines Enzyms mit dem Namen hormonsensitive Lipase (HSL). Dieses Hormon löst sozusagen das gespeicherte Fett aus den Fettzellen, indem es die gespeicherten Triglyceride in Glycerol und drei freie Fettsäuren spaltet, die anschließend ins Blut abgegeben werden. Je aktiver die Enzyme der HSL arbeiten, desto stärker die Fettfreisetzung. Die Aktivität dieser Enzyme wird dabei stark hormonell reguliert. Hier spielen vor allem Adrenalin/Noradrenalin und Insulin wichtige Rollen. Während Adrenalin/Noradrenalin die HSL aktivieren, wird HSL durch Insulin in seiner Aktivität gehemmt. Wann immer also kohlenhydratreich oder sogar auch nur proteinreich gegessen wird und es demzufolge zu einem Anstieg des Insulins kommt, wird die Fettfreisetzung mehr oder weniger stark unterdrückt. Sogar reine Fettmahlzeiten können sich negativ auf die HSL-Aktivität auswirken. Damit dürfte auch schon ein klein wenig klarer werden, warum intermittent fasting diverse Vorteile beim Fettabbau hat. Denn sowohl bei kohlenhydratreicher und fettarmer, als auch fettreicher und kohlenhydratarmer Ernährung kommt es bei hoher Mahlzeitenfrequenz immer wieder zu einer „Störung" der HSL-Aktivität und damit auch der Fettfreisetzung. Beim intermittent fasting wird im Fastenzustand keinerlei Nahrung zugeführt, was zu keinerlei Beeinflussung der HSL-Aktivität aufgrund erhöhter oder regelmäßiger Nahrungszufuhr führt. Entsprechend läuft der Vorgang der Fettfreisetzung aus den Fettzellen sehr effektiv ab, was insbesondere für den Abbau von Problemzonenfett von Bedeutung ist. Zusätzlich zum Fakt, dass die Insulinlevel im Blut während der Fastenphase gering sind und die Fettfreisetzung, auch Lipolyse genannt, somit nicht gehemmt wird, wird sie durch das Fasten sogar eher noch gefördert. Denn wie nachgewiesen werden kann, kommt es bei längerer Nahrungsabstinenz zu einem Anstieg der Katecholamine Adrenalin und

Noradrenalin, die die Fettfreisetzung fördern. Ideale Bedingungen also, um den Fettabbau einzuleiten.

Soviel zur allgemeinen Fettfreisetzung. Doch wenn alle Fettzellen gleich wären, müsste der Fettabbau rein theoretisch auch gleichmäßig verlaufen. Wie wir allerdings bereits festgestellt haben, ist dies nicht der Fall. Somit muss es also Unterschiede an den jeweiligen Fettzellen der Problemzonen und den Fettzellen derjenigen Regionen, an denen das Fett verhältnismäßig einfach wegschmilzt, geben. Und diese Unterschiede sind in erster Linie auf die an den Fettzellen vorhandenen Rezeptoren zurückzuführen. Die Rezeptoren sind sozusagen die „Anlegestellen" verschiedener Hormone. An speziellen Rezeptoren können spezielle Hormone andocken und der Zelle auf diese Weise Informationen und Befehle erteilen. Für die Zielsetzung des Fettabbaus sind hier vor allem drei Rezeptoren von Bedeutung. Die alpha-2-Rezeptoren, die beta-2-Rezeptoren und die Insulinrezeptoren.

Bindet Insulin an den Insulinrezeptor der Fettzellen, so wird die Lipolyse unterdrückt und eine Fettfreisetzung findet nicht mehr oder nur in sehr geringem Ausmaß statt. Regelmäßig zugeführte Kohlenhydratmahlzeiten mit starkem Einfluss auf den Blutzucker- und somit auch auf den Insulinspiegel , unterdrücken die Fettfreisetzung also erheblich. Werden die Kohlenhydrate reduziert oder nur zu bestimmten Zeitpunkten nützlich eingesetzt, so kann die auf die Fettfreisetzung unterdrückende Wirkung in einem ersten Schritt reduziert werden.

Die alpha-2-Rezeptoren und die beta-2-Rezeptoren interagieren mit den Katecholaminen, allen voran dem Adrenalin. Bindet Adrenalin an den beta-2-Rezeptor, so wird die Fettfreisetzung begünstigt. Bindet Adrenalin hingegen an den alpha-2-Rezeptoren, so wird die fettfreisetzende Wirkung unterdrückt.

Das Problem das nun vorherrscht ist, dass die hartnäckigen Fettzellen deutlich mehr alpha-2-Rezeptoren besitzen als beta-2-Rezeptoren. Wird nun also Sport getrieben, was zu einer Adrenalinausschüttung führt, so wird die Fettfreisetzung in „normalem" Fettgewebe stark angeregt, da hier mehr beta-2-Rezeptoren als alpha-2-Rezeptoren vorhanden sind. Je mehr beta-2-Rezeptoren im Verhältnis zu alpha-2-Rezeptoren an den Fettzellen vorhanden sind, desto einfacher ist dieses Fettgewebe auch wegzubekommen. An Körperstellen, die tendenziell sehr schnell und einfach mit Fettabbau auf eine Reduktionsdiät reagieren, sind in der Regel besonders viele beta-2-Rezeptoren zu finden und relativ wenig alpha-2-Rezeptoren. Beim hartnäckigen Fettgewebe ist es exakt umgekehrt. Ziel muss es also nun sein, die alpha-2-Rezeptoren zunächst auf irgendeine Art und Weise unschädlich zu machen. Denn wenn der Fettabbau schon an erster Stelle, also im ersten der drei Schritte, unterdrückt wird, das Fett demnach gar nicht erst aus den Depots gelöst werden kann, so kann es dementsprechend auch nicht verbrannt werden − denn dieser Vorgang findet an einer anderen Stelle statt. Es sollte also versucht werden, das Adrenalin so zu steuern, dass es verstärkt an (den wenigen) beta-2-Rezeptoren bindet, welche die Fettfreisetzung fördern und weniger an den alpha-2-Rezeptoren, die die Fettfreisetzung mindern. Eine solche hormonelle Steuerung ist nur leider nicht willentlich möglich. Ein anderer Ansatz würde darin bestehen, die alpha-2-Rezeptoren auf irgendeinem Wege zu blockieren. Und das wiederum ist sogar mehr oder weniger möglich. Hierfür stehen grob gesagt drei Mechanismen zur Verfügung:

- Low Carb Ernährung

- Alpha-2-Antagonisten

- Beta-2-Agonisten

Der einfachste, sicherste und grundlegendste Weg liegt in der Anwendung der ersten Option, einer Ernährung, die arm an Kohlenhydraten ist. Hierbei ist es weniger entscheidend, ob es sich nun um eine ketogene Ernährungsweise handelt oder nicht. Der Kohlenhydratanteil sollte lediglich unter etwa 20% der zugeführten Kalorienmenge liegen. Ein Grund, warum die Kohlenhydratzufuhr bei den kalkulierten Plänen für maximale Fettreduktion bei rund 15% der Tagesenergiemenge, die über Nahrung aufgenommen wird, kalkuliert wurde. Eine solche kohlenhydratarme Ernährung vereint hier mehrere unterschiedliche Vorteile miteinander.

Erstens, bei einer LowCarb Ernährung kommt es zu einer verstärkten allgemeinen lipolytischen Aktivität im Körper und in der Regel wird eine kohlenhydratreduzierte Ernährungsform mit einem moderaten Nahrungsfettanteil kombiniert. Das hat zur Folge, dass die Menge an zirkulierenden Fettsäuren im Blut erhöht ist. Sowohl von den Nahrungsfetten, als auch von den freigesetzten Fetten der Fettzellen. Und diese zirkulierenden Fettsäuren sind nun dazu in der Lage, die second messenger cascade der alpha-2-Rezeptoren zu stören. Das bedeutet, dass die Katecholamine zwar am Rezeptor andocken können, die Informationen jedoch nicht bis ins Zellinnere übermittelt werden können. Eine Ernährung, arm an Kohlenhydraten führt also zu einer natürlichen antagonistischen Reaktion auf die alpha-2-Rezeptoren und die reduzierende Wirkung auf die Lipolyse, ausgehend durch eine „Aktivierung" dieser Rezeptoren durch Adrenalin wird minimiert.

Als Zweites ist zu bemerken, dass eine niedrige Kohlenhydratzufuhr automatisch auch zu einer niedrigeren Insulinreaktion führt. Weniger Insulin resultiert in einer geringeren Aktivierung der Insulinrezeptoren, die, wie bereits angesprochen, ebenfalls hemmend auf die Fettfreisetzung wirken. Drittens, kohlenhydratarme Diäten führen zu einem natürlichen Anstieg der Katecholaminausschüttung.

Fasst man nun alles zusammen, so bedeutet das, dass die Kombination aus der Steigerung der Lipolyse durch die Nicht-Aktivierung der

Insulinrezeptoren zu einem antagonistischen Effekt auf die alpha-2-Rezeptoren führt und dadurch die durch kohlenhydratärmere Ernährung vermehrt ausgeschütteten Katecholamine nun auch verstärkt an den beta-2-Rezeptoren binden können und dadurch die Lipolyse des hartnäckigen Fettes weiter steigern können. Eine kohlenhydratarme Ernährung wirkt also sowohl als alpha-2-Antagonist als auch in geringem Umfang als beta-2-Agonist. Auf den ersten Blick würde das Einhalten einer reinen LowCarb-Ernährung zum Abbau der hartnäckigen Fettpolster also reichen. Richtig, das tut es. Warum aber hat das intermittent fasting in Bezug auf die hartnäckigen Fettzellen trotzdem gewisse Vorteile? Da auch Protein einen mehr oder minder starken Einfluss auf die Insulinausschüttung besitzt und es so bei Proteinmahlzeiten auch zu einer Aktivierung der Insulinrezeptoren kommt und die Fettfreisetzung in gewissem Ausmaß eingeschränkt wird. Zudem wirkt sich auch der Fettkosnum negativ auf die HSL-Aktivität aus. Beides Effekte, die geringer sind als bei kohlenhydratbetonter Ernährung, weshalb LowCarb zum Abbau von hartnäckigem Fettgewebe tendenziell besser geeignet ist als LowFat, der inhibitorische Effekt vieler kleiner Mahlzeiten auf die zuvor angesprochenen Mechanismen und Reaktionen sind jedoch noch immer deutlich höher als während der Fastenphase beim intermittent fasting. Keine Nahrung bedeutet so gut wie gar keine Schwankungen des Plasmainsulinspiegels. Keine Nahrung bedeutet aber auch, dass die Katecholaminausschüttung noch einmal stärker ausfällt als bei der kohlenhydratreduzierten Ernährung. Die Fastenphase programmiert den Stoffwechsel somit förmlich auf maximale lipolytische Aktivität! Um diesen

Effekt jedoch noch einmal zu verstärken ist es möglich, die Katecholaminausschüttung mittels Koffein oder Grün-Tee-Extrakt zu optimieren. Ein weiterer Punkt, der für die Anwendung von intermittent fasting Ansätzen spricht, um den Fettabbau voran zu treiben, wird im zweiten Schritt, bei der Durchblutung und dem Transport der Fettsäuren angesprochen.

Der zweite Mechanismus ist der gezielte Einsatz eines alpha-2-Antagonisten. Die wohl populärste Substanz zu diesem Zweck ist Yohimbin oder Yohimbe. Der Unterschied zwischen Yohimbin und Yohimbe liegt in der jeweiligen Herkunft. Man unterscheidet den so genannten Rindenextrakt und die synthetische Yohimbe HCL Alternative. Hier sei ganz klar die synthetische Variante empfohlen, wenn eine solche Ergänzung überhaupt zum Einsatz kommen soll. Die synthetische Variante ruft im Allgemeinen geringere Nebenwirkungen hervor. Typische Nebenwirkungen für Yohimbe sind eine Veränderung des Blutdrucks, ein Anstieg des (Ruhe)Pulses, innere Unruhe, Zittern, bis hin zu Herzrhythmusstörungen. Sicherlich mit ein Grund dafür, dass Yohimbe in Deutschland verschreibungspflichtig ist und nicht als Nahrungsergänzungsmittel bezogen werden kann. Anders sieht es hier in anderen Ländern aus. Ein Einsatz von Yohimbe sei aus gesundheitlicher Sicht also zu überdenken!

Ein weiteres Problem beim Einsatz von Yohimbe liegt darin, dass es nicht nur die alpha-2-Rezeptoren blockieren kann, sondern auch die beta-2-Rezeptoren in gewissem Ausmaß. Ein Effekt der weniger wünschenswert ist. Zudem müssen für optimale Effekte auch relativ hohe Einzeldosierungen von 0,2mg pro Kilogramm Körpergewicht eingenommen werden, was wiederum das Auftreten von Nebenwirkungen wahrscheinlicher erscheinen lässt. Daher ist eine langsame Steigerung bis zur Optimalmenge empfohlen. Ein 90kg schwerer Mann müsste demnach 18mg Yohimbe etwa 30-60 Minuten vor einer Tätigkeit mit niedriger Intensität, wie z.B. lockeres Cardiotraining konsumieren. Hier empfiehlt es sich, anfänglich mit etwa 5-6mg Yohimbe zu starten und täglich um rund 2-3mg zu steigern, bis man schließlich die 18mg erreicht hat. Beobachtet man auf diesem Weg der Erhöhung der Dosis negative Nebenwirkungen, sollte die Einnahme abgebrochen werden. Eine geringere Einnahme ist zwar generell auch möglich, Studien zum Thema Yohimbe konnten im Großteil der Untersuchungen jedoch erst ab der genannten Dosierung von 0,2mg pro Kilogramm Körpergewicht von signifikanten Erfolgen bei der Körperfettreduktion feststellen.

Eine andere Möglichkeit ist der Einsatz von alpha-Yohimbe, Rauwolscine. Dieser Wirkstoff hat den Vorteil geringere Nebenwirkungserscheinungen auszulösen und blockiert im Gegensatz zu reinem Yohimbe die beta-2-Rezeptoren nicht, sondern wirkt lediglich antagonistisch auf die alpha-2-Rezeptoren, was als recht wünschenswert einzustufen ist.

Auf die Beschreibung eines Einsatzes von beta-2-Sympathomimetika soll an dieser Stelle verzichtet werden. Bereits die Verwendung von Yohimbe zur Körperfettreduktion befindet sich in gewisser Weise schon im „Grauzonen-Bereich", beta-2-Agonisten allerdings sind ganz klar medizinisches Terrain, worum es hier jedoch nicht gehen soll. Hierfür sollte man sich mehr auf die Effekte von intensiver körperlicher Arbeit, kohlenhydratarmer Ernährung und die Anwendung des intermittent fasting Konzeptes verlassen und sich daran orientieren.

Im nun folgenden Schritt geht es um den Transport. Hier tun sich erneut gleich zwei Probleme auf: Damit der beschriebene Mechanismus der Katecholamine überhaupt funktionieren kann, müssen diese erstmal zu den Rezeptoren des Zielgewebes transportiert werden. Vorher kann nichts passieren! Anschließend muss das losgelöste Fett abtransportiert werden zum Ort der Verbrennung. Hartnäckige Regionen sind aber leider nur schlecht durchblutet. Heisst, nicht nur das Loslösen und Freisetzen der Fettsäuren aus dem hartnäckigen Problemzonenfett ist schwieriger als bei „normalem" Fett, sondern bereits das herantransportieren des notwendigen „Werkzeuges" , in dem Fall die Katecholamine. Um die Durchblutung zu diesen Regionen zu fördern, können wieder einmal unterschiedliche Methoden angewendet werden – am besten aber auch hier wieder eine Kombination aus allen oder einzelnen Faktoren.

Das erste „Tool" das uns zur Durchblutungsförderung zur Verfügung steht ist aerobes Training. Es konnte festgestellt werden, dass aerobes Training mit niedriger bis moderater Intensität die Durchblutung zum Fettgewebe – und auch zum hartnäckigen Fettgewebe – deutlich verbessern kann. Hier könnte man sagen, je länger diese Belastung durchgeführt wird, desto besser. Schritt 1 wäre demzufolge die regelmäßige Ausübung von Ausdauertraining. Hier darf, oder vielmehr sollte es, ein Training im häufig falsch verstandenen und mittlerweile in der Szene fast schon belächelten „Fettverbrennungspuls" sein. Allerdings weniger aus Gründen, die Fettverbrennung würde in diesem Pulsbereich besonders effektiv ablaufen, sondern vielmehr, weil die Durchblutung zum Fettgewebe bei dieser Art des Trainings zunimmt.

An zweiter Stelle steht Wärme. Wärme kann tatsächlich dazu führen, dass die Durchblutung verbessert werden kann. Schon einmal die vielen Neopren-Gürtel in diversen Werbesendungen gesehen? Schon einmal müde darüber gelächelt? Haben wir wohl alle. Aber zu Unrecht. Denn diese Gürtel, oder aber schlichtweg warme Kleidung im Bereich der individuellen Problemzonen können tatsächlich dabei behilflich sein, die Durchblutung dieser Regionen zu fördern. Die Aussage, die Gürtel würden fettverbrennend wirken ist falsch. Jedoch können sie doch einen kleinen Beitrag dazu leisten, hartnäckige Fettpolster loszuwerden, wenn sie richtig eingesetzt werden. Auch das vorherige Training der Muskulatur, die sich rund um die Problemzonen befindet, kann durchaus nützlich sein. Auch hier sei jedoch gesagt, dass es sich hier dann nicht um die Möglichkeit eines lokalen Fettabbaus dreht, jedoch um eine Wärmeproduktion in dem entsprechenden Bereich und somit auch zu einer verbesserten Durchblutung der kompletten Region. Gehen wir einmal davon aus, Ihre Problemzone befindet sich im Bauchbereich, dann kann es durchaus Sinn machen, ein 10-20 minütiges Bauchtraining vor dem aeroben Training durchzuführen. Fairerweise sei allerdings auch erwähnt, dass sowohl der Wärmegürtel als auch das punktuelle Training vor der Ausdauereinheit lediglich kleine Optimierungen darstellen. Nicht mehr. Es handelt sich also nicht um die neue revolutionäre Fettabbaumethode schlechthin! Bedenkt man aber, dass es sich um den Abbau von hartnäckigem Fett drehen soll und dies schon schwer genug ist, zählt hier jede Kleinigkeit. Nächster Faktor: intermittent fasting! Wie Wissenschaftler in unterschiedlichen Studien herausfinden konnten, wird die Durchblutung zum Fettgewebe während längerer Fastenperioden signifikant verbessert. Wer nun also das Prinzip des intermittent fasting verfolgt und im zweiten Drittel der Fastenphase ein aerobes Training mit moderater Intensität und entsprechender Länge und gleichzeitiger Erwärmung der Problemzonen durchführt, optimalerweise zuvor auch noch die Katecholaminausschüttung fördert, der „zapft" seine hartnäckigen Problemzonen sozusagen in optimalem Umfang von Beginn des Trainings an an. Intermittent fasting bringt also auch hier enorme Vorteile! Werden diese drei Vorgehensweisen nun kombiniert und mit einer kohlenhydratreduzierten Ernährungsweise gekoppelt, so können die Katecholamine aufgrund der verbesserten Durchblutung zum Fettgewebe gelangen und dort ihrer Wirkung nachgehen und das losgelöste Fett kann nun über die Blutbahn zum Ort der Verbrennung, den Muskeln, transportiert werden.

Dann folgt eigentlich nur noch der letzte Schritt. Die Fettsäuren müssen von den Zellen und den Organelen der Fettverbrennung, den Mitochondrien, aufgenommen werden und der Energiebereitstellung zugeführt werden. Ob und wie gut das funktioniert ist stark abhängig von der Menge vorhandener Mitochondrien und deren Arbeitskapazität, insbesondere der Aktivität eines Enzyms namens Carnitin Palmityl Transferase (CPT). Diese Aktivität lässt sich ebenfalls durch eine Kohlenhydratreduktion der Ernährung erhöhen. Je mehr Glykogen gespeichert ist, desto inaktiver CPT, je weniger Kohlenhydrate gespeichert sind, desto aktiver arbeitet CPT. Einfach ausgedrückt: Sind ausreichend Kohlenhydrate vorhanden, werden zunächst diese verbrannt, bevor es ans Fett geht und umgekehrt.

Zusammenfassend lässt sich nun sagen, dass folgende Strategie sich sowohl theoretisch, als auch praktisch als erfolgreich erwiesen hat, wenn es um die Reduktion des Anteils hartnäckiger Fettpolster geht:

1. Durchführung einer Low Carb Ernährung.

2. Anwendung des intermittent fasting Ansatzes.

3. Steigerung der Katecholaminausschüttung durch intensive Kurzzeitbelastungen und/oder dem Einsatz von Koffein und/oder Grün-Tee-Extrakt.

4. Gefolgt von einem kurzen Training der Problemzonen mit anschließendem aeroben Training von mindestens 45 Minuten, besser 60-90 Minuten Dauer, bevorzugt im zweiten Drittel der Fastenphase.

5. Eventuelle Anwendung warmer Kleider oder so genannter Schwitzgürtel im Problemzonenbereich.

Werden all diese Punkte eingehalten, so kann mit Sicherheit ein schneller Erfolg beim Einschmelzen der Problembereiche erwartet werden.

Intermittent Fasting und „Bodyremcomposition"

Im letzten Kapitel wurde geklärt, dass intermittent fasting möglicherweise besonders effektiv ist, um hartnäckiges Fettgewebe loszuwerden. Doch was passiert, wenn dies geschehen ist? Sicherlich, man kann sich nun verschiedene Ziele setzen. Eines davon wäre z.B., glücklich mit dem neuen niedrigen Körperfettgehalt zu sein und versuchen, möglichst nahe an diesem zu bleiben. Dieses Ziel macht aber nur dann Sinn, wenn man mit dem Rest seines Körpers zufrieden ist. Insbesondere mit der Menge an Muskulatur, die man bereits besitzt. Trainiert man nun intensiv weiter, behält seine Kalorienzufuhr im Auge und hält sich auch weiterhin an die Vorgaben des intermittent fasting, dann sollte man im Laufe der Zeit langsam fortschreitende positive Veränderungen an seinem Körper feststellen können. Möglicherweise gewinnt man etwas an Muskelmasse hinzu oder das Erscheinungsbild einiger Muskeln verändert sich. Zum Beispiel wäre es möglich, dass man neue Streifen in seinen Muskeln entdeckt oder diese eine rundere Optik bekommen. Es gibt hier aber noch viele andere Möglichkeiten. Ein gutes Beispiel sind einige professionelle Naturalbodybuilder, die den Sport schon weit über zehn oder gar 15 Jahre betreiben. Es ist nicht selten, dass sich das Wettkampfgewicht vom Beginn der Wettkampfkarriere kaum vom gegenwärtigen Wettkampfgewicht unterscheidet. Betrachtet man dann aber Bilder „von früher" und vergleicht sie mit aktuellen Wettkampfbildern, so kann man häufig kaum glauben was man zu sehen bekommt. Gleiches oder sehr ähnliches Gewicht, aber eine total neue optische Erscheinung. Willkommen in der Welt des „Bodyrecomposition". Man könnte diesen Vorgang als schleichende Veränderung der Körperzusammensetzung bezeichnen. Ein Prozess, der wohl das Ziel der meisten Fitness-Sportler ist, jedoch schwieriger zu erreichen ist, als es sich anhört. Dennoch sollte Bodyrecomposition das Ziel der allermeisten Fitness-Athleten sein. Vor allem dann, wenn der jeweilige Sportler keine Wettkampfambitionen besitzt. Denn anders als beim Wettkampfsportler, kommt es nicht darauf an, sich an Tag X mit anderen zu messen und exakt an diesem Tag in der besten Form des Lebens zu sein, sondern im Normalfall möchte man 365 Tage pro Jahr gut aussehen – oder sich zumindest so in Form halten, dass man innerhalb kürzester Zeit in Topform kommen kann. Ich beschreibe dies gerne mit einer „6 weeks out"-Mentalität.

Was genau hinter diesem Begriff steckt ist wohl unverkennbar. Wer Interesse an Bodyrecomposition hat, der sollte sich so ernähren und so trainieren, dass er – oder natürlich sie – zu jederzeit des Jahres, egal ob Herbst, Winter, Frühling oder Sommer, innerhalb von 6 Wochen zur Hochform auflaufen kann. Wie bereits beschrieben, diese Zielsetzung ist nicht leicht. Ich würde sogar behaupten, es ist schwerer die Form zu halten, als in Form zu kommen. Doch hier unterscheidet sich der „Profi" vom „Bro-fi".

Zwar hat der folgende Abschnitt nicht direkt etwas mit intermittent fasting zu tun, dennoch erscheint mir hier der richtige Zeitpunkt, das Folgende nun anzusprechen. Wer direkt weiter zum eigentlichen Thema möchte, der sollte daher diesen Abschnitt überspringen. Für alle anderen soll hier kurz die Frage angeschnitten werden, warum das Halten oft schwieriger ist als das „in Form kommen"? Hier spielen vor allem auch psychische Aspekte eine Rolle. Viele Sportler und Athleten sehen eine Diät nur als temporäre Situation an, „In 6 Wochen ist alles vorbei und ich kann mich wieder normal ernähren!". Aber genau das ist ein Trugschluss! Daher soll intermittent fasting in diesem Buch auch nicht als kurzfristige Diät bezeichnet, vorgestellt und angepriesen werden, wie das in vielen anderen Diätbüchern der Fall ist, sondern als dauerhafte Ernährungsumstellung. Wer sich nicht vorstellen kann, diesen Ansatz langfristig durchzuziehen, der sollte am besten gar nicht mit intermittent fasting beginnen. Wer mit dem Vorhaben an diese Ernährungsform herangeht, dies auch dauerhaft in seinen Alltag einzugliedern, nach einigen Wochen aber bemerkt, dass das gesamte Konzept aus irgendwelchen Gründen für sich als Individuum nicht funktioniert, der hat natürlich eine andere Ausgangssituation. Der springende Punkt ist nur, wer glaubt, nach einer „Diät" wieder zurück zu seinen alten Ernährungsgewohnheiten wechseln zu können, in der Annahme „Was mich früher fett gemacht hat, das hält mich jetzt schlank", der befindet sich logischerweise auf dem Holzweg. Der erste Schritt muss also die dauerhafte Veränderung der Ernährungsweise sein – schwierig! Und mit ein Grund, warum das Halten vielen Personen so schwer fällt. Erschwerend hinzu kommt die Tatsache, dass sich die meisten Sportler in erster Linie an der Waage orientieren. Entweder man will abnehmen oder zunehmen. Bleibt das Gewicht gleich, so wird das häufig mit „Stillstand" interpretiert. Aber genau das ist nicht zwangsweise der Fall. Ich erinnere an den professionellen Naturalbodybuilder. Gleiches Gewicht, neue Optik! Keine Rede von Stillstand! Das Problem ist nur, dass dies natürlich ein langsamer und eher schleichender Prozess ist, der noch mehr Geduld benötigt, als dass beim Bodybuilding sowieso schon abverlangt wird. Kleine psychologische Hilfen folgen jedoch im weiteren Verlauf des Buches.

Zurück zur „6 weeks out"-Mentalität, welche in perfekter Form für Bodyrecomposition steht. Und neben dem Fettabbau ist intermittent fasting eben für dieses Ziel hervorragend geeignet. Die Kombination eines guten Nährstoff-Timing-Prinzips, kombiniert mit Carb- und Calorie-Cycling bietet die optimale Grundlage für eine langsame Veränderung der

Körperzusammensetzung. In der Praxis hat sich ein Vorgehen ausgezahlt, welches an Trainingstagen eine kohlenhydratreiche und fettarme Ernährung mit hohem Proteinanteil und einem leichten Kalorienüberschuss vorsieht und an trainingsfreien Tagen eine kohlenhydratarme, fettmoderate Ernährung mit konstant hohem Eiweißanteil und leichtem Kaloriendefizit. Je nachdem ob der status quo nun gehalten werden soll, der Fokus etwas mehr auf Fettabbau oder Muskelaufbau liegt, kann die Steuerung der Energiezufuhr erfolgen.

Als Basis bietet sich eine 20-25%ige Kalorienerhöhung über dem Erhaltungsbedarf an Trainingstagen und eine Kalorienreduktion auf 20-25% unterhalb des Erhaltungsbedarfs an. Liegt die Zielsetzung nun etwas mehr in Richtung Fettabbau bzw. auf dem Erhalt einer maximalen Muskeldefinition, so sollte der Überschuss an Trainingstagen um 5-10% reduziert werden und an trainingsfreien Tagen wird das Defizit um 5-10% ausgeweitet. Wer hingegen mehr Wert darauf legt, tendenziell eher die Muskelmasse zu erhöhen, der kann genau umgekehrt vorgehen, nämlich den Überschuss an Trainingstagen um 5-10% ausweiten und das Defizit an trainingsfreien Tagen um 5-10% reduzieren. Wichtig ist hierbei jedoch, dass sich Tage mit Kalorienüberschuss und Kaloriendefizit in kurzfristigen Abständen abwechseln. Spätestens nach zwei Tagen im Defizit sollte ein überkalorischer Tag folgen, ebenso wie nach zwei Tagen erhöhter Kalorienzufuhr ein unterkalorischer Tag eingeschoben werden sollte. Doch Achtung! Dieses Vorgehen eignet sich in erster Linie für Bodyrecomposition Ziele. Wer hingegen zunächst Körperfett verlieren möchte, der sollte sich zunächst dauerhaft in ein Kaloriendefizit begeben. Wer eher an Muskelaufbau Interesse hegt, der sollte wiederum auf unterkalorische Tage verzichten für maximalen und schnellstmöglichen Erfolg!

Die nächste Frage stellt sich nun, für wen Bodyrecomposition wirklich geeignet ist? Wie bereits beschrieben, für diejenigen, die das Ziel der gewünschten Körperzusammensetzung bereits erreicht haben und nun auch mit langsamen Fortschritten und Veränderungen zufrieden sind und nicht nur einem Ziel wie beispielsweise „Fettabbau" oder „Muskelaufbau" hinterhereifern. In der Regel bedeutet das, dass genügend Muskelmasse vorhanden sein sollte (genügend im Sinne von, man ist zufrieden) und der Körperfettanteil im einstelligen Bereich ist. Für all diejenigen, auf die eines (oder beides) nicht zutrifft, sollten sich lieber zunächst dem Aufbau solider Muskelmasse oder dem Abbau von überschüssigem Körperfett widmen.

Intermittent Fasting und Fettabbau

In der Regel ist es so, dass die meisten Personen eher zu viel als zu wenig Körperfett vorzuweisen haben und sich noch nicht im einstelligen Körperfettbereich (für Männer) oder im Bereich 15% (für Frauen) befinden. Daher startet wohl ein Großteil aller Personen zunächst einmal hier.

Unabhängig davon, welche Nährstoffzusammensetzung später gewählt wird oder welche weiteren Strategien eingesetzt werden sollen, das Wichtigste ist zunächst die Erzeugung eines Kaloriendefizites. Befindet man sich in der Fettabbau-Phase, so sollte man auch darauf achten, mehrere Tage am Stück in einem Energiedefizit zu bleiben. Anders als beim Ziel „Bodyrecomposition" werden nun also nicht Tage mit hoher und niedriger Kalorienzufuhr abgewechselt oder speziell an Trainingstage angepasst, sondern man bleibt kontinuierlich für mindestens drei Tage am Stück in einer negativen Kalorienbilanz. Diese Phase wird entsprechend auch mit niedrigerer Gesamtkohlenhydratzufuhr gestaltet. Jedoch sollte immer gelten, dass so viele Kohlenhydrate wie möglich konsumiert werden sollten – so viele wie möglich, ohne den Fettabbauprozess zu stören. Ein sofortiger Wechsel auf eine Low Carb Ernährung oder gar in die ketogene Diät ist dementsprechend weder nötig noch sinnvoll. Wer mit 250g Kohlenhydraten in einem leichten Defizit abnehmen kann und trotzdem auf genügend Protein kommt und den Bedarf essentieller Fettsäuren abdeckt, der sollte nicht auf die Idee kommen, daran etwas zu ändern. Denn anders als heute gerne und oft argumentiert wird, sind die Kohlenhydrate nicht der Feind während der Körperfettreduktion, sondern sollten nur vielmehr so eingesetzt werden, dass sie sogar eher Freund sind! Denn Kohlenhydrate liefern nicht nur Energie für hochintensive Belastungen, sondern wirken auch proteinsparend und lösen anabole Reaktionen im Körper aus. Dies bewahrt uns speziell während einer kalorienreduzierten Diät davor, übermäßig Muskulatur einzubüßen. Zusätzlich können sich Kohlenhydrate äußerst positiv auf die

Aufrechterhaltung der Stoffwechselrate auswirken, was wiederum den Fettabbauprozess erleichtert und beschleunigt. So gesehen gibt es also keinen vernünftigen Grund, übereilt zu einer zu stark kohlenhydratreduzierten Ernährungsform über zu wechseln. Untersuchungen haben zudem ergeben, dass es langfristig in Sachen Gewichtsverlust keinen nennenswerten Unterschied gibt, vergleicht man eine kohlenhydrareduzierte und eine fettreduzierte Diät. Lediglich für Kurzzeitergebnisse scheint eine kohlenhydratarme Ernährungsweise besser zu funktionieren. Das soll aber nicht Ziel dieses Programms sein. Ziel soll eine langfristig angesetzte Fettreduktion sein, mit dem späteren Wechsel zum „Bodyrecomposition".

Sicherlich, zu behaupten, jede Person könnte mit einem hohen Kohlenhydratanteil in der Ernährung die individuelle Bestform auf einfache Art und Weise erreichen, das wäre zu schön um wahr zu sein. Schließlich müssen die Kalorien die eingespart werden müssen um eine negative Gesamtenergiebilanz zu erreichen auch von irgendwo her kommen. Und hier eignen sich Kohlenhydrate auch ausgezeichnet, jedoch darf oder sollte nur in Ausnahmefällen zu radikal vorgegangen werden. Für die praktische Umsetzung bedeutet das in erster Linie, dass der Proteinbedarf mit 2,0-2,5g pro Kilogramm Körpergewicht gedeckt sein sollte. Mehr ist hier zwar möglich, aber im ersten Schritt weder nötig noch empfohlen! Zudem ist es wichtig, dass ausreichend essentielle Fettsäuren zugeführt werden. 1-2g Omega-3-Fettsäuren, am einfachsten über die Ergänzung durch Lachsölkapseln und etwa 5g Omega-6-Fettsäuren über 1-

2 TL Distelöl täglich oder durch den Verzehr von omega-6-haltigen Getreideprodukten sollten die Basis sein. Weitere Fette sollten über hochwertige Pflanzenöle, Nüsse, Eier und Fleischfette zugeführt werden. Der Gesamtfettgehalt der Ernährung sollte sich dann im Bereich 15-30% befinden. Dauerhaft unter 15-20% Fett der täglich zugeführten Kalorien zu sein kann sich negativ auf die Synthese anaboler Hormone auswirken. Der Konsum von über 30% der täglich zugeführten Energie in Form von Nahrungsfetten hingegen bringt keine nennenswerten Vorteile gegenüber einer Zufuhr von 20-30% Fettkalorien. Die restlich mögliche Kalorienmenge wird mit Kohlenhydraten aufgefüllt. Kohlenhydrattolerante Personen mit „schnellem" Stoffwechsel orientieren sich am unteren Ende der Fettzufuhr und erhöhen die Kohlenhydratmenge der Ernährung, kohlenhydratsensible Sportler sollten mehr in Richtung 30% Fett tendieren und einer entsprechend geringeren Kohlenhydratzufuhr. Diese Werte können als Basis-Ernährung herangezogen werden.

Kommt der Anwender im Laufe der Diät nicht mehr weiter und erreicht ein Plateau, so werden zunächst die Kohlenhydrate gegen Nahrungsfette getauscht. Der Kaloriengehalt bleibt zunächst unverändert (Voraussetzung ist natürlich immer, dass man sich bereits in einem moderaten Kaloriendefizit befindet!). Hier sollte immer in kleinen Schritten vorgegangen werden. Beispielsweise sollten 25g Kohlenhydrate durch rund 10g Fett ersetzt werden. Dieses Vorgehen wird solange wiederholt, bis man die 30% Nahrungsfettzufuhr erreicht hat. Anschließend werden die Kohlenhydrate gegen Proteine getauscht. 25g Kohlenhydrate werden dann durch 25g Protein ersetzt. Auch hier werden die zugeführten Kalorien zunächst nicht verändert. Denn je mehr Kalorien während einer Diät-Phase, bei langsam sinkendem Körperfettgehalt, desto besser. Erst wenn auch durch den Tausch von Kohlenhydraten gegen Proteine ein Proteingehalt von maximal 3g pro Kilogramm Körpergewicht erreicht wurde, werden im Folgeschritt Fett und Proteine konstant gehalten und lediglich die Kohlenhydrate werden in 25g-Schritten weiter reduziert. Man sollte also nicht den Fehler begehen, zu schnell zu tief zu gehen mit der Energiezufuhr. Meist reicht die Reduktion der Kohlenhydrate durch das Ersetzen durch einen anderen Makronährstoff aus, um beispielsweise aufgrund der Reduktion der Insulinausschüttung und der zusätzlichen Aktivierung des Fettstoffwechsels, bedingt durch dieses Vorgehen, eine weitere Körperfettreduktion zu erreichen. Dabei sollte bewusst der Nahrungsfettanteil vor dem Nahrungsproteinanteil gesteigert werden! Ein moderater Nahrungsfettanteil kann dazu beitragen, die Synthese anaboler Hormone zu steigern, zum Ausgleich der Unterdrückung des sehr anabolen Insulins. Zudem können Fette dabei behilflich sein, Körperfett zu verbrennen, wie im Kapitel zum hartnäckigen Fettgewebe genauer beschrieben wird. Erst wenn dieser Schritt vollzogen wurde, sollte das Nahrungsprotein erhöht werden, welches noch einen zusätzlichen „kalorienverschwendenden Effekt" mit sich zieht: Die Thermogenese! Auf diese Weise kann es rein durch die Erhöhung des Proteinanteils in der Ernährung zu einer milden Steigerung des Kalorienumsatzes kommen. Besonders effektiv wirkt sich dieses Vorgehen jedoch erst dann aus, wenn die beiden anderen Faktoren optimiert wurden. Dies gilt natürlich nicht nur für das intermittent fasting, sondern ganz allgemein.

Die Reduktion der Kohlenhydrate kann sich aber auch negativ auf die appetit-regulierenden Hormone und diverse stoffwechselbeeinflussenden Hormone auswirken, was letztlich ein weiterer Grund *GEGEN* eine zu starke und zu frühzeitige Reduktion der Gesamtkohlenhydratmenge darstellt. Insbesondere der Leptinstoffwechsel spielt hier eine entscheidende Rolle, wie jedoch im entsprechenden Kapitel nachzulesen ist.

Um einer Stoffwechselanpassung an das niedrige Kalorienniveau während einer energiereduzierten Diät so weit wie möglich zu entgehen, können verschieden Strategien eingesetzt werden. Dazu gehört beispielsweise die strategische Nutzung von Refeeds. Ein Refeed-Tag charakterisiert sich darüber, dass über einen bestimmten Zeitraum die Kalorien, insbesondere die Kalorien die über Kohlenhydrate zugeführt werden, drastisch erhöht werden, was sich positiv auf die Leptinwerte auswirken kann, was wiederum die Stoffwechselrate aufrechterhält und den Fettabbau auch ohne ständige Reduktion der Kalorienzufuhr ermöglicht. Selbstverständlich ist aber auch dies nur bis zu einem gewissen Grad möglich.

Refeed-Tage sollten optimalerweise mit einem Abstand von 3-7 Tagen zwischen den einzelnen Erhöhungen der Kohlenhydratzufuhr stattfinden. Generell gilt, je mehr Körperfett man besitzt, desto weniger Refeeds sind notwendig. Personen mit deutlich sichtbarem Körperfett sollten eher einmal pro Woche einen Refeed-Tag einschieben, wohingegen sehr austrainierte Sportler mit nur wenig Körperfett nach jedem dritten Diättag einen Refeed einschieben sollten, um den Stoffwechsel maximal auf Trab zu halten. Wichtig ist hier nur zu verstehen, dass es sich bei einem Refeed nicht um einen All-You-Can-Eat-Tag handelt, sondern um einen ebenso durchzuplanenden Tag, wie es auch an Diättagen der Fall ist. Denn da Kohlenhydrate den Haupteinfluss auf den Leptinstoffwechsel ausüben, sollten diese auch favorisiert und bevorzugt gegessen werden, an jenen Tagen. Eine 50-100%ige Erhöhung der Kohlenhydratzufuhr an diesen Tagen hat sich in der Praxis bewährt. Hier gilt: Je häufiger der Refeed, desto eher sollte man sich an den empfohlenen 50% orientieren, je seltener der Refeed, desto näher kann man sich an die 100% herantasten. Allerdings gilt, dass die Werte durchaus als flexibel einzustufen sind. Für Personen die häufig refeeden, entsprechend einen niedrigen Körperfettanteil besitzen und sich im Bereich 50% Erhöhung der Kohlenhydratzufuhr bewegen, dass mehr in diesem Fall tatsächlich mehr bedeutet. Soll heißen, auch hier muss experimentiert und angepasst werden. Wer jeden vierten Tag seine Kohlenhydratzufuhr um 100% erhöhen kann und trotzdem weiterhin abnimmt, perfekt, der sollte das auch tun! Umgekehrt, eine Person mit hohem Körperfettanteil und nur einem Refeed-Tag pro Woche, die bemerkt, dass der Refeed mit 100% Kohlenhydraterhöhung eher zu einer Formverschlechterung denn zu weiteren Fortschritten führt, sollte die Gesamtkohlenhydratmenge Schritt für Schritt reduzieren am Refeed-Tag, bis sich die negativen Begleiterscheinungen gelegt haben. Eine Erhöhung der Nahrungskohlenhydrate am Refeed-Tag um mindestens 50% sollte jedoch angestrebt werden. Wird dennoch kein deutlicher Fettabbau erreicht, so sollten lieber die Diättage in Kalorien- und Kohlenhydratgehalt reduziert werden.

Zusammenfassend lässt sich also noch einmal sagen, dass beim Ziel Fettabbau mindestens drei Tage am Stück im Kaloriendefizit verbracht werden sollten, die Nährstoffverteilung nach und nach zugunsten von Fetten und Proteinen angepasst werden sollte und regelmäßige Refeed-Tage in Abhängigkeit von Frequenz der Refeeds und Körperfettanteil des Athleten, ebenfalls zu einer entsprechenden Diätplanung dazugehören.

Intermittent Fasting und Muskelaufbau

Wie mit jeder anderen Ernährungsform auch, ist es prinzipiell auch mit intermittent fasting Ansätzen möglich, eine Muskelaufbauphase zu durchlaufen, wenngleich von vorneherein gesagt werden sollte, dass intermittent fasting hierfür nur bedingt geeignet ist. Da sich dieses Buch in erster Linie mit sich täglich wiederholenden Fastenphasen beschäftigt, besteht genau hier das Problem, dass man während der Fastenphase in einem überwiegend katabolen Zustand verweilt. Dass dies nicht halb so schlimm ist, wie oft behauptet wird, wurde in diversen vorherigen Kapiteln bereits behandelt. Doch auch wenn es nicht dramatisch ist, sich in einer derartigen Stoffwechselsituation zu befinden und dies nicht zum sofortigen Muskelabbau führt, so ist es auch nicht besonders förderlich für einen Aufbau von neuem Gewebe. Um maximales Muskelwachstum zu erreichen, sollte man so „anabol wie möglich sein". Dies erreicht man jedoch nicht über lange Phasen ohne Nährstoffzufuhr. Wer also mit dem in den folgenden Kapiteln vorgestellten intermittent fasting Ansätzen nicht den erwünschten Erfolg im Bereich Muskelaufbau erzielen kann, der sollte nach und nach einige Anpassungen vornehmen und das Fastenprotokoll modifizieren.

Doch so weit sind wir noch nicht. Tendenziell kann zunächst die Grundversion des intermittent fasting mit einer schrittweisen Anpassung der Nährstoffrelationen getestet werden. Dabei kann prinzipiell gleich vorgegangen werden, wie beim Fettabbau – nur eben genau umgekehrt. Im ersten Schritt werden die Proteine step-by-step durch Kohlenhydrate ersetzt, bis zu dem Punkt, an dem man 2g Protein pro Kilogramm Körpergewicht erreicht hat. Dieser Wert sollte in Bezug auf die Eiweißzufuhr nicht unterschritten werden. Stellen sich jedoch noch immer nicht die erhofften Resultate ein, wird die Kohlenhydratzufuhr noch weiter erhöht, durch eine Reduktion der Fettzufuhr. Aber hier gilt nun im Vergleich zum Fettabbau die Voraussetzung, dass man sich in einem leichten Kalorienüberschuss befindet. Ziel sollte es sein, alle 2-4 Wochen etwa 500-750g an Körpergewicht hinzuzugewinnen. Geschieht dies trotz erhöhter Kalorienzufuhr, gesenkter Protein- und Fettzufuhr und gesteigertem Kohlenhydratkonsum nicht, so kann man dem Prinzip des Amino-Pulse-Feedings eine Chance geben.

Das Amino-Pulse-Feeding ist eine Möglichkeit die Fastenzeit etwas zu modifizieren und die Proteinsynthese gezielt zu beeinflussen. Dafür wird allerdings auch die Mahlzeitenfrequenz erhöht. Bei dieser Vorgehensweise werden einzelne Aminosäurengaben in die Fasten-Phase integriert. Wie Studien am Proteinstoffwechsel belegen, ist es nicht die kontinuierliche Zufuhr an Aminosäuren zur Muskulatur, die für eine maximale Stimulierung der muskulären Proteinaufbaurate verantwortlich ist, sondern der Wechsel eines hohen und niedrigen Aminosäurengehaltes im Blutplasma. Ein Anstieg an Aminosäuren im Blut führt demnach zu einem Anheben der Proteinsyntheserate. Werden nun kontinuierlich über den Tag immer wieder und wieder Mahlzeiten zugeführt, so bleibt der Aminosäurenspiegel den kompletten Tag über oberhalb des basalen Levels, eine gezielte und drastische Erhöhung ist kaum möglich und das Potential die Eiweißaufbaurate bewusst und zielgerichtet zu steigern wird minimiert. Zudem konnte gezeigt werden, dass es die essentiellen Aminosäuren sind, die hauptverantwortlich für die Steigerung der Proteinsynthese sind. Damit dieses „Hoch und Tief" der Aminosäuren im Blut nun gewährleistet werden kann, sollte die Mahlzeitenfrequenz so gestaltet werden, dass ein Absinken der Aminosäuren im Blut möglichst nahe ans basale Ausgangsniveau wieder ermöglicht werden kann. Die einzelnen Mahlzeiten sollten entsprechend zeitlich etwas auseinander gezerrt werden. Die ursprünglichen Empfehlungen der Nährstoffzufuhr alle 2-3 Stunden sollten daher korrigiert werden. Vielmehr sollte es heißen, frühestens alle drei Stunden, besser erst alle 4-5 Stunden eine Mahlzeit. Hält man sich beispielsweise an die Empfehlungen, auf eine 16-stündige Fastenphase eine achtstündige Essensperiode folgen zu lassen, so empfehlen sich drei Mahlzeiten während dieser Zeit mit einem jeweiligen Abstand von vier Stunden zueinander. Um das Amino-Pulse-Feeding nun noch miteinzubeziehen, werden vier und acht Stunden vor dem Zeitraum der Nahrungszufuhr und eventuell etwa vier Stunden nach der letzten Mahlzeit des Tages, 6-10g essentielle Aminosäuren in Supplementform zugeführt. Auf diese Weise lässt sich die Proteinsynthese auch außerhalb des „Essensfenster" effektiv steigern, die Abstände der einzelnen Mahlzeiten bzw. Aminosäurengaben sind jedoch zeitlich ausreichend lange voneinander entfernt, sodass es jedes Mal aufs Neue zu einer plötzlichen und starken Erhöhung des Aminosäurengehaltes im Blut kommt, was wiederum maximalen Einfluss auf die Proteinsynthese der Muskulatur hat. Werden trotz allem noch immer keine weiteren Fortschritte erzielt, so ist es nicht unbedingt sinnvoll, die vorhandenen drei Mahlzeiten während dem Essenszeitraum zu vergrößern, sondern die einzelnen Aminoampulse über weitere Kohlenhydrate zu unterstützen. Ballaststoff- und fett- und proteinarme Kohlenhydratquellen, mit entsprechend hohem glykämischen Index bzw. hoher glykämischer Last sind hier zu bevorzugen. Maltodextrin, Traubenzucker, Reiswaffeln oder Traubensaft sind hierfür gute Beispiele. 35g Kohlenhydrate konnten in wissenschaftlichen Untersuchungen bereits einen signifikanten Einfluss auf die Proteinsynthese in Kombination mit den angesprochenen essentiellen Aminosäuren bewirken. Die einzelnen Amino-Feedings werden nach und nach bei Bedarf und je nach Fortschritt um die entsprechenden Kohlenhydratquellen ergänzt. Angefangen bei der Aminosäurengabe vier Stunden vor der Essensperiode, über die Aminozufuhr acht Stunden vor der Essenszeit, bis hin zur Aminogabe nach dem Essenfenster. Auf diese Weise sollte eine Optimierung der Aufbauergebnisse zu erzielen sein. Wenn jedoch auch diese Maßnahmen nicht von Erfolg gekrönt sind, sollte über einen Wechsel zu einer höheren Mahlzeitenfrequenz nachgedacht werden.

Demnach kann auch hier zusammengefasst werden, je niedriger die Stoffwechselrate, desto geringer sollte generell die Mahlzeitenfrequenz ausfallen und desto strikter sollte man sich an den Ansatz des intermittent fasting richten, je höher die Stoffwechselrate, desto höher die Mahlzeitenfrequenz und desto flexibler kann mit der Durchführung des intermittent fasting umgegangen werden.

Intermittent Fasting in der praktischen Anwendung

Wie bereits mehrfach in den vorherigen Kapiteln beschrieben, handelt es sich beim intermittent fasting um ein Konzept, bei dem Phasen der eingeschränkten Nahrungszufuhr mit Phasen der gezielten Nahrungszufuhr abgewechselt werden. Je nach Ansatz und Art der Anwendung, wird in den Fastenphasen gar nicht gegessen bzw. keine

Kalorien zugeführt oder nur in sehr geringen Mengen. Und ebenfalls abhängig von der jeweiligen Anwendungsform, ist die Art und Dauer des Zeitraumes, über den entsprechend Nahrung zugeführt werden darf. In der Praxis haben sich grob vier verschiedene Modelle durchgesetzt, die jedoch nicht alle für den Fitness-Sportler zu empfehlen sind.

Alternate Day Fasting (ADF)

Wie der Name schon sagt handelt es sich hierbei um alternierende Tage des Fastens und des Essens. Auf eine 24-stündige Fastenphase folgen weitere 24-Stunden, während denen Nahrung zugeführt werden können. In der Praxis ergibt sich jedoch meist ein 36/12-Schema, entsprechend 36 Stunden Fasten, vom Abend des ersten Tages, bis hin zum Morgen des übernächsten Tages. Anschließend wird über den Tag hin gegessen, bis zum späten Abend, bevor der Zyklus von neuem beginnt. Einige Studien konnten Verbesserungen im Cholesterinstoffwechsel und einer generellen Verbesserung der Blutparameter beobachten, bei einer mehrwöchigen Einhaltung einer ADF-Ernährung. Entsprechend kann die Anwendung dieses Ansatzes für Personen mit dem Hauptziel der Verbesserung bestimmter gesundheitlicher Parameter in gewissen Fällen empfohlen werden. Für Fitness-Sportler und Bodybuilder ist dieser Ansatz jedoch weniger geeignet, da hier eine aktive Stimulierung der Proteinsynthese über einen zu langen Zeitraum ausbleibt und keinerlei anabole Signale und Reaktionen erfolgen. Der ADF-Ansatz kann somit als „Grundlage" des intermittent fastings angesehen werden, zur positiven Veränderung der Körperzusammensetzung jedoch nicht als Optimum.

Eat Stop Eat

Eat Stop Eat integriert die tägliche Nahrungsaufnahme in das intermittent fasting Konzept und reduziert die Fastenzeit auf ein bis zwei 24-Stunden-Perioden pro Woche. Beispielsweise wird am ersten Tag um 20:00 Uhr die letzte Mahlzeit konsumiert und die nächste Mahlzeit entsprechend erst 24 Stunden später, um 20:00 Uhr des Folgetages. Durch das Einfügen täglicher Mahlzeiten und die Reduktion der Fastentage ist dieses Konzept besser für Fitness-Sportler geeignet als das ADF. Jedoch muss die Fastenzeit auch hier entsprechend gelegt werden, um optimal davon zu profitieren. Beispielsweise sollte die Fastenphase nicht unmittelbar nach einer Trainingseinheit beginnen. Besser wäre hier ein Nüchterntraining kurz vor der ersten Mahlzeit nach der Fastenphase oder aber die Fastentage werden auf trainingsfreie Tage gelegt. Intensives Training während der Fastenzeit ohne entsprechende Nährstoffzufuhr in unmittelbarer zeitlichen Nähe kann nicht empfohlen und eher als kontraproduktiv eingestuft werden, wenn es darum geht, einen schlanken und muskulösen Körper aufzubauen.

Warrior Diet

Die Warrior Diet ist nun die erste Form des intermittent fasting, welche zumindest teilweise auf den Fitness-Sportler übertragbar ist, wenngleich es sich strenggenommen nicht um ein reines intermittent fasting Konzept handelt, da nur geringe Fastenzeiten eingehalten werden. Vielmehr wird hier betont, dass nicht die Fastenzeit selbst das entscheidende Kriterium für den Erfolg dieser Ernährungsmethode sei, sondern vielmehr die gezielten Phasen von Under- und Overeating. Kleine proteinreiche Snacks stellen somit auch während der Fasten-/Undereating-Phase keinerlei Problem dar und werden in regelmäßigen Abständen integriert. Sämtliche Snacks sollten nur entsprechend klein und leicht verdaulich ausfallen, damit der Körper die Undereating-Phase auch noch als solche wahrnimmt und akzeptiert. Ist dies nicht der Fall, können die positiven Effekte der Overeating-Phase nicht genutzt werden. Das Konzept der Warrior Diet entspricht strenggenommen einer Art des Amino-Pulse-Feedings, wie es auch im Kapitel intermittent fasting und Muskelaufbau erklärt wird. Einziger Unterschied, dass nicht wie beim Amino-Pulse-Feeding mit Aminosäurenkombinationen gearbeitet wird, sondern mit natürlichen Lebensmitteln und Whey-Proteinen. Dies geschieht über einen Zeitraum von 20 Stunden, gefolgt von einer Overeating-Phase mit vierstündiger Dauer. Während dieser vier Stunden wird jedoch im Groben nur eine einzige Mahlzeit konsumiert.

Leangains

Kommen wir nun zum intermittent fasting Schema der ersten Wahl für alle Sportler und für allem für jene Sportler, die an einem Fettabbau und/oder Muskelaufbau interessiert sind. Hierbei handelt es sich um ein 16/8-Schema. Sprich, 16 Stunden völliges Fasten (Ausnahme bietet das Protokoll zum Nüchterntraining), gefolgt von einer Zeitspanne von acht Stunden, währenddessen die Nahrungsaufnahme stattfindet. Das Besondere am Leangains-Konzept ist das Integrieren eines Nährstoff-Timing-Systems. Anders als die anderen Fastenprotokolle ist der Leangains-Ansatz damit speziell für Sportler entwickelt worden und insbesondere für Athleten, die rein optische Zielsetzungen besitzen. Die Empfehlungen in diesem Buch sollen sich daher an den Empfehlungen der Durchführung der offiziellen Leangains-Publikationen orientieren. Die folgenden Protokolle wurden daher in leicht modifizierter Form von der offiziellen Leangains-Homepage unter www.leangains.com sinngemäß übernommen.

Nüchterntraining

Wird morgens als erstes auf nüchternen Magen trainiert und handelt es sich hierbei um intensive Belastungen, wie Krafttraining oder hochintensives Intervalltraining, so sollte unmittelbar vor und/oder während dem Training mit essentiellen Aminosäuren oder BCAA supplementiert werden. Wie wissenschaftliche Untersuchungen zeigen konnten, kommt es durch dieses Vorgehen zu einer Stimulierung der

Proteinsynthese und der Organismus wird vorab in eine anabole Lage versetzt, die durch anschließendes intensives Training mit Gewichten noch verstärkt wird. Hierfür reichen bereits 10-15g Aminosäuren aus. Diese können auch während der Fastenphase konsumiert werden und werden nicht als aktive Nahrungsaufnahme gezählt. Ähnlich wie beim Konzept der Warrior Diet, bei der solche einzelnen Proteingaben fester Bestandteil des Konzeptes sind, wird nicht davon ausgegangen, dass diese geringen Mengen an Kalorien oder Aminosäuren die positiven Effekte der Fastenphase stören. Im Gegenteil. Die Vorteile einer Aminosäurenzufuhr vor dem Training übersteigen die möglichen theoretischen Nachteile. Vom Standpunkt der Praxis aus betrachtet scheinen keine negativen Effekte zu erwarten zu sein und das Ergebnis wird in keinster Weise beeinträchtig. Je nachdem wie lange das Trainingsende nun von der ersten Mahlzeit zeitlich entfernt ist, sollte sogar mit einer weiteren Aminosäurengabe rund vier Stunden nach dem Training gearbeitet werden. Erneut empfehlen sich hier etwa 10g essentielle Aminosäuren. Folgt auf das Training innerhalb von etwa vier Stunden die erste richtige Mahlzeit des Tages, ist eine zweite Zufuhr essentieller Aminosäuren nicht notwendig. Dieses Vorgehen ist tendenziell sehr vorteilhaft, um die Effekte auf die Glykogensynthese, wie in den anfänglichen Kapiteln dieses Buches beschrieben, voll auszunutzen.

Pre-Workout-Protokoll

Dieses Protokoll ist das wohl am häufigsten umgesetze Vorgehen in der täglichen Praxis und insbesondere für die Personen geeignet, die ihr Training auf abends legen. Vorteil dieses Protokolls ist in dem Fall, dass man NICHT nüchtern trainiert, sondern bereits eine Mahlzeit mit Proteinen und Kohlenhydraten konsumiert hat. Für Athleten, die sich mit Nüchterntraining schwer tun, ist dies eine gute Möglichkeit, hochintensiv zu trainieren und trotzdem in vollem Umfang vom intermittent fasting profitieren zu können. Optimalerweise und wenn zeitlich möglich, sollten drei Mahlzeiten konsumiert werden, während der erlaubten acht Stunden, wovon zwei unter Optimalbedingungen nach dem Training konsumiert werden. Die Pre-Workout-Mahlzeit sollte auch mehr ein kleiner Snack, denn eine komplette Mahlzeit sein. Die Devise dieser Mahlzeit sollte demnach lauten „So viel wie nötig, so wenig wie möglich". Die Mahlzeit sollte groß genug sein um eine optimale Leistungsfähigkeit während dem Training zu gewährleisten. Mehr jedoch nicht. Der Großteil der zugeführten Kalorien und Nährstoffe sollten nach dem Training zum Muskelaufbau und zur Regenerationsförderung genutzt werden.

Post-Workout-Mahlzeit

Egal welches Protokoll gewählt wird, die Post-Workout-Mahlzeit sollte grundsätzlich die kalorienreichste und nährstoffreichste Mahlzeit des Tages darstellen. Grund hierfür ist nicht zuletzt die überdurchschnittliche

Aufnahmefähigkeit des Organismus und die gleichzeitig noch erhöhte Stoffwechselrate zu diesem Zeitpunkt. Als grobe Empfehlung kann eine Verteilung von 50% der Tageskalorien über das Post-Workout-Meal und jeweils 25% der täglich zur Verfügung stehenden Kalorien in den weiteren Mahlzeiten gegeben werden.

Beispielprotokoll: Nüchterntraining

7:00 Uhr: 10g EAA/BCAA

7:30 Uhr: Training

9:00 Uhr: 10g EAA (optional)

12:00 Uhr: Post-Workout-Meal (50% Kalorien)

16:00 Uhr: Mahlzeit 2 (25%) Kalorien

20:00 Uhr: Mahlzeit 3 (25% Kalorien)

Beispielprotokoll: Pre-Workout-Mahlzeit 1

15:00 Uhr: Mahlzeit 1 (25% Kalorien)

18:00 Uhr: Training mit 10g EAA/BCAA

20:00 Uhr: Post-Workout-Mahlzeit (50% Kalorien)

23:00 Uhr: Mahlzeit 3 (25% Kalorien)

Beispielprotokoll: Pre-Workout-Mahlzeit 2

12:00 Uhr: Mahlzeit 1 (25% Kalorien)

16:00 Uhr: Mahlzeit 2 (25% Kalorien)

18:00 Uhr: Training mit 10g EAA/BCAA

20:00 Uhr: Post-Workout-Meal (50% Kalorien)

Mahlzeitenfrequenz während des Essenszeitraums

Die Mahlzeitenfrequenz während des Essenszeitraums wurde in allen drei Protokollen auf drei tägliche Mahlzeiten beschränkt. Wird das 16/8-Schema eingehalten, so sollten die Mahlzeiten in möglichst weitem Abstand voneinander konsumiert werden, was jeweils einen Abstand von vier Stunden zwischen den einzelnen Mahlzeiten ergibt. Grund und Grundidee hinter diesem Vorgehen ist die gezielte Manipulation der muskulären Proteinsynthese. Denn anders als häufig angenommen wird diese nicht von Tag zu Tag reguliert, sondern von Mahlzeit zu Mahlzeit. Der Konsum der Gesamtkalorien die täglich zur Verfügung stehen in einer einzigen Mahlzeit zu konsumieren ist somit nicht optimal. Aufgrund der Gesetze der Thermodynamik und des Prinzips „Kalorienaufnahme gegen Kalorienverbrauch", wird es bei einer solchen Riesenmahlzeit zu keinem größeren Fettaufbau oder –abbau kommen, verglichen zur gleichen Kalorien- und Nährstoffmenge, aufgeteilt auf mehrere Mahlzeiten, jedoch wird der Muskelaufbauprozess tendenziell langsamer vonstattengehen oder in gewissem Umfang gehemmt werden. Gleiches kann jedoch auch für eine zu hohe Mahlzeitenfrequenz gelten. Denn wie sich in wissenschaftlichen Untersuchungen herausgestellt hat, wird die Muskelproteinsynthese zwar nach einer Mahlzeit für rund drei Stunden aktiviert, sinkt in ihrer Aktivität jedoch nach Ablauf dieser Zeitspanne wieder ab, selbst wenn kontinuierlich weiterhin Aminosäuren zugeführt werden. Der genaue Mechanismus dahinter muss zunächst weiterhin untersucht werden. Was jedoch klar ist, ist die Tatsache, dass die Muskelproteinsynthese durch das Ansteigen essentieller Aminosäuren im Blutplasma und insbesondere durch das Ansteigen der Aminosäure Leucin in Gang gesetzt wird. Für eine optimale Stimulierung der Muskelproteinsynthese sind pro Mahlzeit rund 3-4g Leucin notwendig. Wurde die Proteinsynthese dadurch aktiviert, bringen weitere kleine Mahlzeiten während der Zeit, in der die Proteinsynthese aktiv ist, keinerlei weiteren Vorteile. Daher ist das Verzögern der nächsten Mahlzeit die tendenziell bessere Wahl, wenn es darum geht, den Proteinstoffwechsel positiv über die Ernährung zu beeinflussen. Seltenere größere Mahlzeiten sind demnach kleineren häufigeren Mahlzeiten in deren anaboler Wirkung überlegen. Aus diesem Grund wurden die Mahlzeiten in den jeweiligen Protokollen mit entsprechendem Abstand gewählt. Zusätzlich zur Frequenz sollte nun noch der Gehalt an Leucin pro Mahlzeit beachtet werden. Um 3-4g Leucin pro Mahlzeit zu bekommen, sollte jede Mahlzeit mindestens folgende Mengen entsprechender Lebensmittel enthalten:

Whey-Protein:	ca. 35g
Milchprotein-Isolat:	ca. 40g
Eier (mit Eigelb):	ca. 5 Stk
Fisch (Durchschnitt):	ca. 175g
Rind/Schwein/Geflügel:	ca. 150g

Eine weitere Optimierung der Muskelproteinsyntheseaktivität besteht in der Verlängerung des Essensfensters auf zehn Stunden, mit einer Mahlzeitenfrequenz von einer proteinreichen Mahlzeit alle fünf Stunden und einer Supplementierung mit 10-15g EAAs jeweils zwischen den Mahlzeiten. Ein Studiendesign mit einer solchen Mahlzeitenverteilung konnte zeigen, dass sich dadurch die Proteinsynthese auf Optimalniveau erhöhen lässt. Wer auf die Amino-Feedings zwischen den Mahlzeiten verzichten möchte, kann und sollte beim 16/8-Schema bleiben. Bei der Anwendung der Amino-Feedings kann eine Umstellung auf ein 14/10-Schema unter Umständen sinnvoll sein. Wer sich in einer Muskelaufbauphase befindet, kann zusätzlich, wie beim Amino-Pulse-Feeding beschrieben, mit zusätzlicher EAA-Zufuhr jeweils 3-4 Stunden vor der ersten und nach der letzten Mahlzeit arbeiten.

Intermittent Fasting und Nährstoff-Cycling

Bereits im Kapitel zum Bodyrecomposition wurde das Konzept des Nährstoff-Cyclings angesprochen und in die tägliche Ernährungsplanung integriert. An dieser Stelle soll diese Thematik nun noch etwas vertieft werden.

Mit einer der Hauptgründe, warum unterschiedliche Nährstoffe im „kosmetischen Sport", also bei den Sportarten, bei denen es in erster Linie um optische Veränderungen und weniger um die Steigerung der Leistungsfähigkeit geht (oder zumindest nicht primär), häufig ein Cycling unterworfen sind, ist die gezielte Manipulation des Stoffwechselgeschehens und des hormonellen Umfeldes. Insbesondere das Thema Leptinmanipulation wurde in den vergangenen Jahren immer populärer, wenn von Diäten oder Fettreduktion gesprochen wurde. Und dies auch nicht ganz ohne Grund, denn Leptin spielt tatsächlich eine gewichtige Rolle in der Regulation des Körpergewichtes.

Leptin ist ein Hormon welches in erster Linie in den Fettzellen des Organismus gebildet wird und dem Gehirn den Füllstand dieser Körperzellen mitteilt. Je mehr Fettgewebe vorhanden ist, desto mehr Leptin wird in der Regel auch produziert. Nimmt der Körperfettgehalt im Zuge einer Diät ab, reduziert sich damit auch automatisch die Gesamtmenge an Leptin die produziert wird und vorhanden ist. Über diese Reduktion der Leptinkonzentration nimmt der Körper die Fettabnahme wahr und beginnt entsprechend gegenzuregeln. Eine Körperfettabnahme bedeutet für den Organismus eine Minderung der Energiespeicher und dies wiederum reduziert die Wahrscheinlichkeit während einer Hungerperiode möglichst lange zu überleben. Was unser Organismus leider nicht weiß ist, dass Lebensmittel heutzutage keine Mangelware mehr sind, sondern der vorhandene Überfluss überhaupt erst Grund dafür ist, dass überschüssige Energiespeicher angelegt werden. Je niedriger nun der Körperfettgehalt, desto weniger Leptin wird vom Gehirn wahrgenommen und desto stärker beginnt der Körper an seinen restlichen Fettzellen festzuhalten, um, wie angesprochen, das Überleben zu sichern. Dieser Vorgang erklärt nun recht schnell und einfach, warum es tendenziell leichter ist an Körperfett zu verlieren, wenn man viel davon besitzt und warum es mit jedem Kilogramm weniger auf der Waage immer schwerer wird, die hartnäckigen Fettpolster loszuwerden. Unser Körper wehrt sich sozusagen gegen unseren Wunsch schlank zu sein. Gegen diese Abwehrhaltung können wir leider nicht viel unternehmen. Unser Körper wird immer versuchen, an seinem Körperfett festzuhalten, insbesondere dann, wenn nur noch wenig davon zur Verfügung steht. Dies geschieht in erster Linie über den Versuch, die Stoffwechselgeschwindigkeit zu verlangsamen und das wiederum wird durch einen Abbau von stoffwechselaktiver Muskulatur erreicht oder über eine Senkung der Körpertemperatur, was während einer strikten Diätphase oft zu kalten Händen und Füßen führen kann und zu einem gewissen „Dauerfrieren". Auch weitere Körperfunktionen werden in ihrer Tätigkeit eingeschränkt, um den Energieverbrauch zu verringern. All das resultiert ab einem gewissen Punkt darin, dass trotz weiterer Kalorienreduktion kein weiteres Körperfett abgebaut wird und man sich zunehmend schwerer tut, an Gewicht zu verlieren. Man befindet sich in einer so genannten „Stoffwechselfalle". Sicherlich, dieser Schutzmechanismus hält nicht ewig. Irgendwann ist der Körper gezwungen, weiter Körperfett abzubauen. Allerdings endet dieses Szenario in den seltensten Fällen in einem schlanken muskulösen Erscheinungsbild, sondern in einem mageren und dünn „verhungerten" Körper. Parallel zur Reduktion der Stoffwechselrate werden diverse Hungerhormone verstärkt ausgeschüttet und nach oben reguliert in ihrer Produktion. Der verstärkte Hunger soll sozusagen unseren Willen brechen und dazu führen, dass wir Nahrung zu uns nehmen, um kein weiteres Körperfett verbrennen zu müssen und somit die Überlebenschancen zu erhöhen. Und auch diese Reaktion hängt mit Leptin zusammen. Der Schlüssel zum Erfolg liegt also wohl tatsächlich darin, die Leptinwerte gezielt zu manipulieren. Aber wie? Und hier kommen wir nun zum Thema Nährstoff-Cycling. Denn wie sich herausgestellt hat, sind es vor allem die Kohlenhydrate, die Einfluss auf den Leptinstoffwechsel haben. Studien konnten zeigen, dass der Anstieg der Leptinkonzentration im Körper deutlich stärker gesteigert werden konnte nach einer sehr kohlenhydratbetonten Mahlzeit, verglichen mit einer isokalorischen fettreichen Mahlzeit. Konsequent weitergedacht müsste dies also auch bedeuten, dass je mehr und je länger man die Kohlenhydrate in der täglichen Ernährung erhöht, sich auch der Leptinspiegel und die Stoffwechselrate erhöhen sollten. Und letztlich geschieht auch genau das. Nur leider in den meisten Fällen nicht ganz ohne Nebenwirkungen. Denn Kohlenhydrate sorgen zwar für einen Leptinanstieg und regen den Stoffwechsel an, können aber auch die Fettfreisetzung unterdrücken und den Fettabbau dadurch erschweren. Auf der anderen Seite steht die kohlenhydratarme Ernährung. Die Fettfreisetzung wird nicht unterbunden und der Insulinspiegel bleibt konstant niedrig. Das führt zu einem erleichterten Fettabbau, erschwert jedoch den Aufbau von neuem Muskelgewebe, da das hochanabole Insulin praktisch „ausgeschalten" wird und zudem ist eine kohlenhydratarme Ernährung, wie bereits angedeutet, nicht sonderlich förderlich zur Erhöhung des Leptinspiegels. Möchte man nun von beiden Ernährungsweisen profitieren, macht es Sinn, die Nährstoffe in ihrer

Menge „abzuwechseln". Wie bereits beim Bodyrecomposition beschrieben, funktioniert dies am besten mit einer so genannten Pendeldiät. Kohlenhydratreiche Tage sollten dabei auf Trainingstage fallen und bewusst isokalorisch oder besser überkalorisch gestaltet werden, während fettreiche Tage eher auf trainingsfreie Tage gelegt werden sollten, mit gezielt unterkalorischer Energiezufuhr.

Und auch hierfür gibt es die passende Begründung. Während kurzfristige „Kohlenhydrat-Exzesse" nicht direkt zu einer nennenswerten Körperfettspeicherung führen und die zugeführten „Carbs" primär zur Glykogenspeicherung herangezogen werden oder im Zuge des intensiven Krafttrainings verbrannt werden, muss man sich bei entsprechender Nährstoff-Timing-Strategie nicht vor einem Aufbau von Körperfett fürchten. Die Kombination aus vielen Kohlenhydraten und vielen Kalorien führt dann zur gewünschten Ankurbelung der Stoffwechselrate, unter anderem durch die Stimulation von Leptin. Im Gegensatz dazu wird Nahrungsfett bei überkalorischer Ernährung schnell und einfach als Körperfett eingelagert und hat zudem nur einen sehr geringen Einfluss auf das Leptin. Kohlenhydratarme Tage sind somit optimal als „Fettverbrennungstage" geeignet. Die Einflussfaktoren von niedrigem Insulinspiegel und geringer Energiezufuhr liefern das perfekte Umfeld für einen maximalen Fettabbau.

Bei einem typischen Sportprogramm, welches drei intensive

Trainingseinheiten pro Woche beinhaltet, bedeutet dies, dass wöchentlich drei „Leptin-Tage" in den Ernährungsplan eingebaut werden. Der Stoffwechsel hat somit gar keine Chance, sich im negativen Sinne anzupassen. Die Folge ist eine langsame Veränderung der Körperzusammensetzung (siehe Bodyrecomposition). Eine sich in der Praxis bewährte Strategie zum Fettabbau sieht so aus, dass die Kalorien der kohlenhydratreichen Tage den Stoffwechselgrundumsatz um etwa 25% übersteigen und die „Diättage" entsprechend streng kalkuliert werden mit sehr niedriger Energiezufuhr von rund 1500 kcal. Trifft ein nun „angetriebener Stoffwechsel" unmittelbar auf einen low calorie Tag, funktioniert der Fettabbau in besonderem Maße.

Besonders wichtig ist der regelmäßige Wechsel von hoch- und niederkalorischen Tagen und high- und low-carb Tagen auch deshalb, da unterkalorische Tage den Leptingehalt stärker sinken lassen können als dies durch eine Reduktion von Körperfettgewebe der Fall wäre und umgekehrt überkalorische Tage das Leptin höher steigen lassen können, als es bei der Zunahme von Körperfettgewebe passieren würde. Sprich, mehrere Tage mit hohem Kaloriendefizit interpretiert der Körper als rapide Abnahme der Fettspeicherenergie und drosselt seine Stoffwechselgeschwindigkeit unter Umständen stärker, als dass es eigentlich nötig wäre. Einzelne überkalorische Tage dagegen werden vom Organismus als extremer Energiezuwachs angesehen, mit der Folge einer ebenso extremen Reaktion im Bereich Leptinstoffwechsel. Kurzfristig kommt es zu einer stärkeren Leptinreaktion als bei deutlichem

Körperfettzuwachs. Wechselt man die einzelnen Perioden nun ab, kommt es zum zuvor beschriebenen Effekt. Man täuscht dem Körper sozusagen ein Szenario vor, welches zu hohen Leptinspiegeln bei gleichzeitigem Körperfettverlust führen kann. Diese Reaktionen sind jedoch unabhängig vom intermittent fasting und tendenziell auf nahezu jede Ernährungsform übertragbar.

Was jedoch weiterhin interessant in Bezug auf Nährstoff-Cycling und vor allem auch auf das Pendeln der Kalorien ist, ist der Einfluss auf die Gehirnfunktionen. Viele vor allem zu Beginn skeptische Anwender des intermittent fastings machen sich um ihre geistige Leistungsfähigkeit während der Fastenphase Sorgen. Doch auch das scheint absolut unbegründet zu sein. Diverse Studien haben sich auch mit diesem Thema beschäftigt und konnten herausfinden, dass Studenten die diverse geistig fördernde Tests entweder nach einer Mahlzeit, nach dem Auslassen einer Mahlzeit oder aber nach einer 24-stündigen Fastenphase absolvierten, keinerlei Einschränkungen oder Verschlechterungen von Testergebnissen aufwiesen, unabhängig davon, welches Ernährungsschema befolgt wurde. Kurzfristige Fastenphasen, wie beim intermittent fasting üblich, scheinen somit kein Problem für die Gehirnfunktion darzustellen. Auch bei Reaktionstests konnten keine Unterschiede festgestellt werden. Wurden jedoch die zugeführten Kalorien generell über längeren Zeitraum reduziert, auch bei Nichteinhaltung eines Fastenkonzeptes, kam es bei Personen verstärkt zu einer Abnahme der Konzentrationsfähigkeit und die

Testpersonen wurden mit zunehmender Dauer vergesslicher und auch die Laune lies merklich zu wünschen übrig.

Scheinbar ist es also nicht das Fasten per se, sondern eine Energierestriktion, die negative Effekte mit sich bringt. Wer also beim intermittent fasting direkt mit einer Einschränkung der Kalorienzufuhr beginnt und sich anschließend während des Fastenzeitraumes müde oder schlecht gelaunt oder auch weniger aufmerksam fühlt, der kann in der Regel davon ausgehen, dass dies auch der Fall wäre, würde die gleiche Menge an Kalorien über den Tag verteilt werden.

Doch um zurück auf das Nährstoff-Cycling zu kommen: Wer Leistungseinbrüche der kognitiven Fähigkeiten vermeiden möchte, der tut sich ebenfalls gut beim Integrieren höher kalorischer Tage mit gesteigerter Kohlenhydratzufuhr. Aus praktischen Erfahrungen heraus kann gesagt werden, dass einzelne kohlenhydratarme und kalorienreduzierte Tage von den meisten Personen gut toleriert werden. Mit einem Einbruch der Stimmungslage, wie auch mit der Reduktion geistiger Leistungsfähigkeit ist nach nur kurzer „Diätzeit" oder einzelnen „Diättagen" nicht zu rechnen, zumal die jeweilige Person genau weiß, dass maximal 1-3 Reduktionstage anstehen, bevor wieder ein überkalorischer und kohlenhydratreicher oder aber zumindest ein Tag mit ausgeglichener Kalorienbilanz, an dem man sich satt essen kann, folgt.

Rein physisch betrachtet sind kurze Reduktions- und Fastenphasen problemlos wegzustecken und ein Kalorien- und Nährstoff-Cycling wirkt sich darüber hinaus auch psychisch positiv auf den Anwender aus. Allerdings sollte auch hier fairerweise erwähnt werden, dass auch dies keine IF-spezifische Problemlösung darstellt, sondern sich auf jegliche Art der Energiereduktion bezieht und somit auch mit jeder Ernährungsform anwendbar ist. Die „Take Away Message" der letzten Abschnitte soll sich also vielmehr darauf beziehen, dass keine kognitiven Leistungseinbrüche durch intermittent fasting zu erwarten sind, selbst bei verhältnismäßig langer Fastenzeit. Viele Anwender berichten sogar eher vom Gegenteil, einer geistigen Frische während der Zeit der Nahrungsabstinenz.

Intermittent Fasting, Leptin und Hungerhormone

In diesem Kapitel soll noch einmal auf Leptin und dessen Einfluss auf die Hungerhormone eingegangen werden. Und speziell auch auf das generelle Thema „Hunger". Denn der Hunger ist eines der häufigsten Argumente, warum Personen NICHT fasten und auch nicht vorübergehend fasten. Sie befürchten schlichtweg, den ganzen Tag über hungrig zu sein. Doch auch hier spricht die Praxis meist eine andere Sprache. Zwar wird häufig von Hungergefühlen berichtet, diese halten aber im Großteil der Fälle nur wenige kurze Minuten an und vergehen recht schnell wieder. Oft sind diese Reaktionen auch nur während der Umstellung auf das intermittent fasting zu beobachten. Dann handelt es sich jedoch zunehmend um „Gewohnheitssymptome". Jeder Mensch folgt bestimmten

Gewohnheiten, die sich täglich wiederholen. So auch bei der Ernährung. Beispielsweise sind Essenszeiten fest in den Tagesplan verankert. Das Mittagessen findet hierzulande normalerweise zwischen 12:00 Uhr und 13:00 Uhr statt. Darauf ist alles ausgelegt. Schüler haben zu dieser Zeit keinen Unterricht, Vorlesungen von Studenten werden um diese Zeit meist für eine Pause unterbrochen und Kantinen von Firmen bereiten ihre Speisen auf den „großen Run" um diese Uhrzeit vor, während dem nur die wenigsten Büros voll besetzt sind. Solche Essenszeiten sind gelernt und wurden uns anerzogen. Hat sich eine solche Gewohnheit erst einmal verankert, bestimmt sie in gewisser Weise unser Leben. Ist man es gewohnt um 12:00 Uhr zu essen, dann bekommt man normalerweise zu dieser Zeit auch leichten Hunger. Häufig sogar dann, wenn erst kurze Zeit vorher gegessen wurde. Der Körper stellt sich sozusagen auf diesen Rhythmus ein. Erschwerend kommt hinzu, dass viele Menschen dem Glauben verfallen sind, sie täten sich etwas ungesundes, wenn sie nicht alle paar Stunden etwas essen würden. Prallen nun Gewohnheiten und derartige Fehlinterpretationen aufeinander, kommt es in Bezug auf die Nahrungsaufnahme zu psychischen und physischen Diskrepanzen. Ist es schlecht mit hoher Frequenz alle 2-4 Stunden zu essen? Nein. Ist es notwendig? Auch nicht. Das Erste was es also demnach zu überwinden gilt, ist es, Gewohnheiten zu brechen und Fastenphasen zur neuen Gewohnheit zu machen und der „psychische Hunger" wird sich bald nicht mehr als Problem darstellen. Hilfreich ist in diesem Zusammenhang das Einführen fester Fastenphasen. Also beispielsweise sollte täglich im Selben Zeitraum gefastet werden und zu einer festen Zeitspanne gegessen werden. Wer sich eher an 24-Stunden-Fastenphasen 2-3 mal pro Woche orientieren möchte, der sollte damit beginnen, möglichst immer an den gleichen Wochentagen zu fasten. Ist dieses Verhalten erst einmal neu verankert, kann man auch damit beginnen, seine Fastenzeiten flexibler zu handhaben. Zum Einstieg kann dies jedoch nicht empfohlen werden.

Doch natürlich ist der Hunger nicht nur psychisch verankert, wenngleich Hunger nicht wirklich ein Problem für uns darstellen sollte oder auch häufig falsch interpretiert wird. Denn zu dem Zeitpunkt, zudem Personen oftmals „Hunger" verspüren, sind sie laut Definition, wie in den vorherigen Kapiteln beschrieben, noch nicht einmal im Fastenzustand angekommen, sondern befinden sich noch in der Absorptionsphase. Dem Körper stehen zu diesem Zeitpunkt also noch mehr als genug Kalorien und Nährstoffe zur Verfügung. Ein vorzeitiges Essen, um den Körper ständig zu versorgen, ist also demnach mit Sicherheit noch nicht notwendig. Wie entsteht denn dann aber „richtiger" Hunger generell?

Anders als häufig gedacht entsteht Hunger vermutlich nicht im Magen und hat mit diesem in erster Sequenz auch nicht viel zu tun, denn selbst Personen mit größtenteils operativ entferntem Magen verspüren noch immer Hunger. Wäre der Magen das Zentrum des Hungers, dann dürfte dies aber nicht geschehen. Hunger ergibt sich daher mit hoher Wahrscheinlichkeit aus unterschiedlichen Faktoren, verteilt über bzw. im kompletten Körper. „Mit hoher Wahrscheinlichkeit" deshalb, da viele

Prozesse der Hungerentwicklung noch nicht abschließend und eindeutig geklärt sind. Was jedoch zu vermuten ist, ist dass Hunger mit dem Blutglukosespiegel, wie auch mit dem Insulin- und Leptinspiegel zusammenhängt. Über Leptin wurde ja bereits viel berichtet. Leptin nimmt aber im Bereich der Hunger- und Sättigungskontrolle einen wesentlichen Stellenwert ein. So hat es z.B. auch direkten Einfluss auf die Hormone Ghrelin und das Neuropeptid Y. Beides Signalsubstanzen zur Erhöhung des Appetites. Beide Substanzen sind aber auch eng an das Leptin gekoppelt. Erhöhte Leptinspiegel beispielsweise unterdrücken die Funktion des Neuropeptid Y und damit auch den Appetit. Gleichzeitig werden appetitzügelnde Transmitterstoffe, stimuliert durch hohe Plasma-Leptinspiegel produziert. Ein weiteres deutliches Plus, bezugnehmend auf das Nährstoff-Cycling und die damit verbundene Erhöhung der Leptinausschüttung. Ebenfalls in Verbindung zu Leptin steht ein weiteres Hungerhormon. Das Ghrelin. Ghrelin wird vor allem während Phasen der Nahrungsabstinenz ausgeschüttet und ist nach der Nahrungsaufnahme reduziert. Ghrelin-Infusionen haben in Experimenten die Nahrungsaufnahme erhöht. Es kann sozusagen Weise als kurzfristiges Hungerhormon bezeichnet werden. Solange der Leptinspiegel hoch ist, scheint die Wirkung von Ghrelin in gewissem Ausmaße unterdrückt zu sein oder auch einfacher toleriert werden zu können. Hier kommen wir dann auch wieder zu den Vorteilen hoher Leptinkonzentrationen im Blut und anschließend längerer Fastenphasen oder einer Phase mit stark reduzierter Energiezufuhr – oder beides in Kombination. Der Stoffwechsel läuft auf Hochtouren, die Fettfreisetzung und –verbrennung wird nicht gestört und der Appetit wird aufgrund des Leptins noch immer unterdrückt. Für den Fettabbau eine absolute WIN-Situation und die Strategie, die es beim intermittent fasting zu verfolgen gilt!

Ein niedriger Insulinspiegel, stabile Blutzuckerwerte und ein hoher Leptinspiegel sind somit maßgeblich ausschlaggebend, wenn es darum geht, den Hunger in der Fastenphase zu kontrollieren. Doch nicht nur das, auch der Nährstoffgehalt und die Art der Ernährung während des Essensfensters sind stark daran beteiligt, wie sich das Hungergefühl in der folgenden Fastenphase weiter entwickelt. Hierfür sind vor allem die Chemorezeptoren in Darm und Leber zuständig. Diese messen den Nährstoffgehalt der aufgenommenen Nahrung und entscheiden dann über Signale an das Sättigungszentrum des Gehirns, wann und wie stark wieder Hungergefühle entstehen. Ernährt man sich überwiegend von nährstoffreichen Lebensmitteln und deckt verlässlich seinen Bedarf essentieller Nährstoffe, wie dies durch die bereits getätigten Vorgaben geschieht, kann mit einer ausgiebigeren Sättigung gerechnet werden. Wer hingegen nur Lebensmittel mit hoher kalorien- aber geringer Nährstoffdichte isst, also Lebensmittel mit viel Energie und wenig hochwertigem Inhalt wie Vitamine und Mineralstoffe, sowie essentiellen Fetten und Proteinen, der wird schneller wieder hungrig sein und sich entsprechend auch in der Fastenphase schwerer tun. Daher auch die Empfehlung, dass IIFYM erst dann Anwendung findet, wenn sichergestellt werden kann, dass ausreichend essentielle Makro- und Mikronährstoffe täglich (!!!) konsumiert wurden! Eine gute Ernährungsplanung wird immer vorausgesetzt.

Eine weitere Maßnahme, den Hunger zu unterdrücken ist, sicherzustellen dass man ausreichend Schlaf bekommt. Denn wie sich in Studien herausgestellt hat, erhöht Schlafmangel die Ghrelin-Ausschüttung, was verstärkt zu Hunger führt und wie auch schon angesprochen, die Nahrungsaufnahme steigert. Man vermutet, dass diese hormonelle Reaktion verantwortlich ist für den Zusammenhang von Schlafmangel und Adipositas.

Was nicht verwechselt werden darf ist Hunger und Appetit. Während Hunger ein rein physiologisches Phänomen ist, ist Appetit eher von psychischer Natur. Zu beobachten ist dies bei großen Festmahlen, bei denen weit über die Sättigung hinaus gegessen wird. Teilweise bis zur Übelkeit. Diese begrenzt außerdem das maximale Nahrungsaufnahmevermögen. Notfalls durch das Auslösen eines Brechreizes. Wer entsprechend bei großen Mahlzeiten mit Übelkeit oder ähnlichem zu kämpfen hat, sollte seine Mahlzeitenfrequenz erhöhen und das jeweilige Mahlzeitenvolumen der einzelnen Nahrungsaufnahme verringern. Hilft auch dies nichts, sollte von der Idee des intermittent fasting Abstand genommen werden. Gleiches gilt für Personen, die trotz korrekter Anwendung permanent mit Hunger zu kämpfen haben. Auch der Gedanke über die Anwendung appetitunterdrückender Substanzen sollte als Signal gedeutet werden, lieber mit höherer Frequenz zu essen oder die Fastenphase zu verkürzen.

Ein paar abschließende Sätze zum Thema Hunger sollen noch einmal verdeutlichen, dass eine zu lang ausgedehnte Fastenphase und zu stark eingeschränkte Kalorienzufuhr in jedem Fall vermieden werden sollte und in regelmäßigen Abständen durch höherkalorische Tage unterbrochen werden müssen, um keine negativen Langzeitfolgen erwarten zu müssen. Sozusagen ein weiterer Hieb in Richtung Anwendung des Kalorienpendelns. Denn eine aktuelle Studie an Personen die für 10 Wochen eine very low calorie diet durchgeführt hatten zeigt, dass selbst über ein Jahr nach Beendigung der Diät diverse Hormone pathologisch verändert blieben, das Hungergefühl verstärkt bleibt und die Gewichtszunahme schneller von statten geht. Eine langsame und kontinuierliche Diät verspricht also entsprechend nicht nur einen kurzfristig weniger negativen Einfluss auf diverse Stoffwechselparameter, sondern auch eine höhere Wahrscheinlichkeit, das Erreichte auch längerfristig halten zu können.

Intermittent Fasting und weitere hormonelle Reaktionen

Die letzten Kapitel haben sich hauptsächlich damit beschäftigt, wie sich diverse stoffwechselanregende Hormone und Hungerhormone gezielt durch unterschiedliche Ernährungsstrategien während der Essensphase manipulieren lassen und wie man die Nahrung optimal für sich einsetzt, um einen maximalen Erfolg bei der schleichenden Veränderung der Körperzusammensetzung zu erreichen. Das Hauptaugenmerk lag dabei jedoch ganz gezielt auf der Essensphase. Doch auch während dem Fasten passiert hormonell einiges im Körper, was zu einem schlankeren und muskulöseren Ich führen kann. Hier spielen vor allem das Glukagon, Adrenalin und das Wachstumshormon eine nicht zu verachtende Rolle.

Glukagon ist einfach ausgedrückt der Gegenspieler des Insulins. Während Insulin ein Speicherhormon ist, welches prinzipiell jeden der drei Hauptnährstoffe zu speichern vermag und dadurch unter anderem einen fettspeichernden aber auch blutzuckerregulierenden Effekt besitzt, verhält sich Glukagon exakt anders herum. Glukagon sorgt nicht dafür einen überhöhten Blutzuckerspiegel zu senken, sondern ist verantwortlich dafür, dass dieser nicht zu tief sinkt, indem die Leber zur Freisetzung von Glukose angeregt wird. Ebenso fördert Glukagon den Glukoseneuaufbau in der Leber. Glukagon und Insulin stehen somit in einer ständigen Wechselbeziehung zueinander. Auch wenn es um die Lipolyse geht arbeiten Insulin und Glukagon im Gegensatz zueinander. Insulin wirkt hemmend auf die Lipolyse, während Glukagon die Fettfreisetzung fördert. Damit dürfte die folgende Reaktion auch klar sein. Steigt der Blutzuckerspiegel an, wird Insulin ausgeschüttet um diesen zu senken und gleichzeitig sinkt der Glukagonspiegel im Blut und die Fettfreisetzung aus den Körperfettzellen wird unterdrückt. Konsumiert man nun mehrere kleine Snacks und Mahlzeiten am Tag mit entsprechender Kohlenhydratmenge, befindet man sich den Großteil des Tages in einem insulindominanten Stoffwechselzustand. Das gilt im Übrigen auch für kohlenhydratarme und sehr proteinreiche Mahlzeiten, da auch Aminosäuren teilweise insulinogenes Potential besitzen. Der Glukagonstoffwechsel dagegen wird unterdrückt und die Fettfreisetzung entsprechend auch. Doch all das ändert sich schlagartig in der Fastenphase. Nach Beendigung der postabsortiven Phase gewinnt der Glukagonstoffwechsel zunehmend an Dominanz. Die Fettfreisetzung wird gesteigert und der Fettstoffwechsel verstärkt aktiviert. Der Körper bekommt somit immer mehr die Chance, an seine Fettreserven zu gelangen. Gleichzeitig kommt es außerdem noch zu einer Erhöhung von Adrenalin und Wachstumshormon, wie im Folgenden noch genauer beschrieben wird, welche sich ebenfalls positiv auf die Fettverbrennung bzw. die Fettfreisetzung auswirken. Durch die Anwesenheit dieses Dreiergespanns befindet man sich sozusagen in einem sehr wünschenswerten „Bodyrecomposition-Zustand" – sofern die auf die Fastenphase folgende Overeating-Phase entsprechend gut genutzt wird. Glukagon kann aber noch mehr. So können hohe Glukagonwerte auch bei der Reduktion der Cholesterinproduktion mitwirken und sorgen dafür, dass überschüssiges Körperwasser ausgeschwemmt wird. Athleten haben daher in der Fastenphase häufig ein verstärkt vaskuläres Aussehen, was jedoch nur dann gilt, wenn der Körperfettanteil bereits niedrig genug ist.

Auch die Ausschüttung der so genannten Katecholamine, wie Adrenalin und Nor-Adrenalin zusammengefasst werden, können durch Fasten positiv beeinflusst werden. Sowohl Adrenalin, als auch Nor-Adrenalin werden in der Alltagsbezeichnung häufig als „Fight or Flight" Hormone bezeichnet. Dies wurde aber bereits im Kapitel zur Bekämpfung hartnäckiger Fettpolster angesprochen, wie auch beim Nüchterntraining. Daher soll an dieser Stelle nur kurz daran erinnert werden, auf eine weitere Erläuterung kann jedoch wiederholend verzichtet werden.

Was jedoch noch genauer betrachtet und keineswegs vergessen werden sollte, ist der Einfluss des Fastens auf die Ausschüttung von Wachstumshormonen. Und diese ist alles andere als zu verachten. Denn wie gezeigt werden konnte, reichen sogar verhältnismäßig kurze Fastenphasen von 16-24 Stunden, wie dies bei den Konzepten „Leangains" und „Eat Stop Eat" der Fall ist - und welche auch für den Sportler in diesem Buch empfohlen werden - aus, um die Sekretion von Wachstumshormon um erstaunliche 600% zu erhöhen! Bedenkt man nun die diesem Hormon zugrunde liegenden und publizierten Eigenschaften eines gesteigerten Muskelauf- und Fettabbaus und ruft man sich den Einsatz von Wachstumshormonen in der heutigen anti-aging Bewegung ins Gedächtnis, dann ist eine 600%ige Erhöhung zum Normalwert, nur durch den kurzfristigen und vorübergehenden Verzicht auf Nahrung, als enorm einzustufen! Diese Erhöhung bringt einige Vorteile mit sich. So kann das Wachstumshormon die Lipolyse begünstigen und verstärken, was im Folgenden zu einem Abbau der Körperfettdepots beitragen kann. Auf diese Weise kann auch ein übermäßiger Glukoseverbrauch der Zellen vermieden werden – zumindest der, der nicht-glukoseabhängigen Gewebe. Und das wiederum reduziert die Rate des Glukoseneuafbaus, der so genannten Glukoneogenese, die wiederum die Aufspaltung von Muskelproteinstrukturen begünstigt. So kann also festgehalten werden, dass das Wachstumshormon auf diese Weise in der Lage dazu ist, proteinsparend zu wirken. Es hat in dieser Situation anti-katabole Eigenschaften und schützt entsprechend vor Muskelabbau während der Fastenphase oder zumindest ist es mit einer der wichtigsten Faktoren in diesem Bereich. Somit ist mitunter auch schematisch leicht erklärt, warum ein Muskelabbau während kurzfristigen Fastenphasen nicht zu befürchten ist. Der Organismus hilft sich auf diese Weise selbst, seine Muskelmasse zu schützen. Außerdem kommt neben der anti-katabolen Wirkung auch noch eine anabole Eigenschaft des Wachstumshormons hinzu. Während der Fastenphase ist dies dann auch das einzige anabole Hormon, welches gezielt erhöht werden kann. Allerdings sollte an dieser Stelle beachtet werden, dass zwar eine starke natürliche Erhöhung der Wachstumshormonausschüttung durch gezielt gestreute Fastenphasen möglich ist, das muskelaufbauende Potential jedoch nur in Kombination mit stark erhöhten Testosteronwerten in nennenswertem Maße realisiert werden kann. Alleine durch Fasten wird es also sicherlich nicht möglich sein, übermäßig an Muskelsubstanz zuzunehmen. Dennoch ist die anabole Eigenschaft stark genug, um die Proteinsynthese zu beeinflussen und dadurch den Muskelabbau weiter zu vermindern. Sehr deutlich wurde dies in einer Untersuchung, während der die Wachstumshormonausschüttung im Zuge einer eingeleiteten Fastenperiode künstlich unterdrückt wurde. Probanden die einer solchen Unterdrückung unterzogen wurden, verloren signifikant mehr Muskelsubstanz, als Versuchspersonen, die nur dem

Fastenprotokoll folgten. Ebenfalls sehr interessant ist eine Studie die aufweist, dass Wachstumshormone in der Fastenphase potentiell stärkeren Einfluss auf die Fettfreisetzung und den Fettabbau haben, als exogen zugeführtes Wachstumshormon während nicht gefastet wird. Verstärken lässt sich dieser Effekt weiterhin durch intensive Trainingsbelastungen, was ja bereits beim Training während der Fastenphase besprochen wurde. Eine weitere Möglichkeit der Optimierung dieses Effektes scheint der Abbau von Körperfett zu sein. So kann angenommen werden, dass die Effekte des Wachstumshormons zunehmend stärker werden, je niedriger der Körperfettanteil. Kurz gesagt, je weniger Körperfett vorhanden ist, desto effektiver wirkt das intermittent fasting. Und ein letzter Zeitpunkt zudem die Wachstumshormonausschüttung maximiert ist, ist die Tiefschlafphase. Regelmäßiges Fasten, intensives Training und ausreichend Schlaf sind somit die Erfolgsfaktoren die notwendig sind, um das maximale Potential aus intermittent fasting zu ziehen.

Intermittent Fasting und Supplements

Generell gesprochen sind Nahrungsergänzungen bei einer gut gestalteten Ernährung nicht notwendig. Wer sich also im Zeitraum des Essensfensters gut und nährstoffreich ernährt, der muss sich eigentlich um Supplements nur wenige oder gar keine Gedanken machen. Und trotzdem gibt es hier einige Empfehlungen, die teilweise Allgemeingültigkeit besitzen, teilweise jedoch auch besonders beim intermittent fasting ihre Effektivität entfalten. Im Folgenden sollen die einzelnen Basisempfehlungen angesprochen werden und deren Einsatz diskutiert werden. Allerdings sei noch einmal ausdrücklich darauf hingewiesen, dass der Einsatz dieser Nahrungsergänzungen möglich, jedoch nicht zwangsweise nötig ist!

Essentielle Aminosäuren:

Der Einsatz essentieller Aminosäuren ist streng genommen nur dann wirklich notwendig oder besonders sinnvoll, wenn während der Fastenphase trainiert wird und die letzte proteinreiche Mahlzeit länger als 3-4 Stunden zurückliegt. Dann sollte unmittelbar vor dem Training eine Mischung aus essentiellen Aminosäuren zugeführt werden, die rund 3g L-Leucin enthält. Die Gesamtmenge der essentiellen Aminosäuren sollte sich auf mindestens 6g pro Portion, jedoch nicht mehr als 10g pro Portion belaufen. Die 6g sind laut Studien mindestens notwendig, um eine optimale Proteinsyntheserate zu gewährleisten bzw. diese zu stimulieren. Deutlich mehr als 10g hingegen bringen keinen deutlichen Mehrnutzen, stören aber möglicherweise den Fastenzustand und die währenddessen ablaufenden positiven Reaktionen, wie bereits ausführlich besprochen. Die gleiche Menge an essentiellen Aminosäuren sollte dann noch einmal innerhalb der ersten Stunde nach dem Training zugeführt werden, sofern die eigentliche Nachtrainingsmahlzeit nicht in diesen Zeitraum fällt. Befinden sich zwischen der zweiten Aminosäurenzufuhr und der ersten Mahlzeit des Essensfensters mehr als vier Stunden, dann macht auch eine weitere zwischenzeitliche Zufuhr noch einmal Sinn. Wird also z.B. von 7:00

Uhr bis 8:00 Uhr trainiert, so erfolgt die Supplementierung optimalerweise kurz vor 7:00 Uhr und zwischen 8:00 Uhr und 9:00 Uhr. Wird der Fastenzustand vor 13:00 Uhr unterbrochen, so ist keine weitere Aminosäurenzufuhr mehr von Nöten, wird die erste Mahlzeit nach 13:00 Uhr gegessen, so kann optional gegen 11:00 Uhr eine weitere Aminosäurenzufuhr erfolgen. Allerdings sollte auch hier mit der Menge nicht übertrieben werden, damit die Fastenzeit möglichst nur in geringem Ausmaß gestört wird. Angst das Muskelwachstum zu behindern oder den Muskelabbau zu fördern, braucht man nicht zu haben! Nicht bei derartig kurzen Zeiträumen. Messungen der Proteinsyntheseaktivität nach sportlicher Belastung konnten zeigen, dass die Proteinsynthese erst 3-4 Stunden nach Abschluss der Trainingseinheit sehr stark ansteigt und nach erst 24 Stunden nach dem Training den absoluten Höhepunkt erreicht. Entsprechend trifft man den Zeitpunkt des Anstieges der Proteinsynthese auch dann noch sehr gut, wenn man erst 3-4 Stunden nach dem Training sein „Essensfenster öffnet". Anwender des Nüchtern-Training-Protokolls berichten sogar von einem vereinfachten Fettabbau, insbesondere der hartnäckigen Fettpölsterchen, im Vergleich zu einem Training inmitten der Nahrungsaufnahmeperiode. In Anbetracht der Kapitel über das hartnäckige Fettgewebe und die hormonellen Reaktionen auf Nüchterntraining und Fasten, dürfte diese praktische Beobachtung auch für jeden verständlich sein. Essentielle Aminosäuren können also entsprechend empfohlen werden und haben einen wissenschaftlich gesicherten Effekt auf den Proteinstoffwechsel.

Creatin Monohydrat:

Ein weiteres Nahrungsergänzungsmittel, welches wissenschaftlich abgesichert ist und entsprechend signifikante Ergebnisse verspricht ist das Creatin Monohydrat. Mittlerweile gibt es eine fast unüberschaubare Vielfalt an Creatin-Ergänzungen und Einnahmeschemen. Sämtliche wissenschaftlich durchgeführten Studien, die die positiven Effekte des Creatins bestätigen, wie z.B. einen möglichen verstärkten Muskelaufbau, Kraftsteigerungen oder Erhöhungen des Spiegels des anabolen Wachstumsfaktors IGF-1, beruhen auf Experimenten mit herkömmlichem Creatin Monohydrat. Alkalysierte Formen u.ä. sind zwar heute sehr beliebt, bieten jedoch in der Regel keinen Mehrnutzen zum „klassischen" Creatin Monohydrat. Denn man darf eines nie vergessen: Die Grundsubstanz ist und bleibt das Creatin! Lediglich beim Einnahmeschema empfiehlt es sich, von der klassischen Variante Abstand zu nehmen und auf eine Ladephase zu verzichten. Eine tägliche Einnahme beispielsweise vor dem Training oder auch in Wasser gelöst während der Fastenphase in einer Höhe von 3-5g ohne zeitliche Begrenzung von nur sechs Wochen o.ä. ist hier eher zu empfehlen, um den vollen Nutzen des Creatins ausspielen zu können.

Koffein:

Koffein ist nun eine der Substanzen, die sich insbesondere während der Fastenphase lohnen. Zwar kann Koffein als Wachmacher und Trainingsbooster auch jederzeit und mit jedem weiteren

Ernährungsprotokoll genutzt werden, aber speziell während dem Fastenzeitraum profitiert der Sportler von einer gesteigerten Lipolyse und einer verstärkten Adrenalinausschüttung durch Koffein. Noch einmal…zur Veranschaulichung warum dies als positiv bewertet werden kann, sollte noch einmal das Kapitel über intermittent fasting und das hartnäckige Fettgewebe studiert werden. Insbesondere bei niedrigem Insulinspiegel wirkt dieser Effekt besonders gut und effizient! Die individuelle Einnahmemenge orientiert sich entsprechend an der persönlichen Verträglichkeit, rangiert in der Praxis jedoch im Bereich 100mg-400mg pro Einzelportion und teilweise höher. Es empfiehlt sich jedoch, die Zufuhrmenge langsam zu steigern.

Grüner Tee Extrakt:

Dieser ist die optimale Ergänzung zum Koffein. Der Extrakt aus dem grünen Tee und insbesondere die darin enthaltene Substanz EGCG wirken nicht nur über eine gesteigerte Thermogenese, sondern auch über einen zeitverzögernden Abbaueffekt der Katecholamine und über eine eigenständige Stimulierung dieser. Der Grün Tee Extrakt ergänzt und unterstützt somit die Wirkung des Koffeins. Eingenommen werden sollten 500-1000mg grüner Tee Extrakt mit entsprechend 250-500mg EGCG pro Portion, 1-3 mal verteilt über die Dauer der Fastenphase.

Fischöl:

Fischöl enthält eine große Menge essentieller Fettsäuren. Diese sollten dem Körper regelmäßig zugeführt werden. Die positiven Aspekte des Fischöls auf Gesundheit und Körperzusammensetzung sollen an dieser Stelle bewusst nicht behandelt werden, da dies den Rahmen dieses Buches sprengen würde. Wichtig sei hier dementsprechend nur angemerkt, dass Personen, die nicht mindestens zweimal pro Woche eine Portion fettigen Seefisch in ihrem Ernährungsschema stehen haben, mit 1-5g Lachsöl täglich supplementieren sollten.

Teil 2:

Hybrid-Training

Mit Hybrid-Training fit werden!

An dieser Stelle soll ganz bewusst das Wort „fit" gesetzt werden. Nicht „schlank", „muskulös", „lean" oder sonstige Bezeichnungen, die für eine reine Veränderung des Aussehens stehen könnten. Denn ein gut austrainierter Körper sollte nicht nur gut aussehen, sondern auch fit, leistungsfähig und agil sein. Und genau das soll das Hybrid-Training in Angriff nehmen! Die ganzheitliche Fitness zu steigern und zu verbessern. Denn am Ende der „Transformation" sollte man sich auch so fühlen, wie man aussieht – RICHTIG GUT! Und dafür reicht es einfach nicht aus, einfach nur ein paar Hanteln zu bewegen, hierfür sollte mehr getan werden. Das im Folgenden vorgestellte Hybrid-Training konzentriert und fokussiert sich dabei auf drei Säulen des Trainings:

- Schweres Powerlifting-Training

- Conditioning und Intervalle

- Non-Exercise-Physical-Activity (NEPA)

Wer entsprechend fit aussehen und sein will, der sollte sich in Sachen Bewegung an diesen drei Eckpfeilern orientieren. Und das gilt nicht nur für Männer! Auch für Frauen gilt nichts anderes! Denn Frauen haben die gleiche Muskulatur wie Männer – nur das „Drumherum" ist anders und daher reagiert die Muskulatur der Frau in anderem Ausmaß auf Trainingsreize als der Mann. Vorweg sei gesagt, auch wenn nicht genauer auf das Thema eingegangen werden soll (aus gutem Grund!), KEINE Frau muss Angst haben vor massivem Muskelaufbau! Lediglich Frauen, die sich vor einer straffen und festen Muskulatur fürchten und dies unter allen Umständen vermeiden wollen, sollten vom Hybrid-Training wie es hier beschrieben wird, Abstand nehmen.

Bei Männern sieht das alles wieder ein klein wenig anders aus. Hier sind die Grundvoraussetzungen für Muskelaufbau schon deutlich besser. Denn für den Aufbau von solider Muskelmasse ist eines ganz entscheidend: Testosteron. Das männliche Geschlechtshormon ist eine enorme Hilfe, um Trainingsreize in Muskulatur umzusetzen. Wie der Name allerdings schon sagt, es handelt sich um das MÄNNLICHE Geschlechtshormon. Folglich kommt dies bei Frauen nur in sehr geringem Ausmaß vor und ein Muskelaufbau im großen Stile ist für Frauen daher eher nicht zu realisieren. Zumal auch gesagt werden muss, dass das Hybrid-Training kein Bodybuilding-Programm ist! Praktische Beobachtungen haben zwar durchaus zum Teil beeindruckende Ergebnisse beim Aufbau von Magermasse ergeben, dies lässt sich aber auch durch die Ernährung entsprechend steuern. Doch nun zunächst zu den einzelnen Trainingskomponenten und der Ausführung des Hybrid-Trainings, welches in erster Linie aus Erfahrung und durch Experimente in der Praxis entstanden ist. Die folgenden Abschnitte beruhen alle auf wissenschaftlich fundierten Untersuchungen und Ergebnissen, allerdings soll auch hier, ähnlich wie auch schon beim Thema „intermittent fasting", die praktische Anwendung im Vordergrund stehen. Schließlich handelt es sich um ein Workbook, welches zwar theoretisches Grundwissen vermitteln soll, in seinem Hauptbestandteil aber ein Praxisbegleiter darstellt.

Erfolgsfaktor 1: Powerlifting-Training

Das Powerlifting-Training ist der Part des Hybrid-Trainings, welcher am meisten „Angst und Schrecken" verbreitet – zumindest unter den Frauen. Dennoch, noch einmal und zum letzten Mal...bitte trotzdem durchführen!

Das Powerlifting-Training dient vor allem dazu, dem Muskel einen entsprechenden mechanischen Reiz zu liefern. Denn mechanische Belastungen haben sich als Trigger für die Aktivierung des mTOR-Pfades erwiesen, welcher wiederum als Signalweg für Muskelwachstum und Muskelkräftigung agiert. Das Powerlifting-Training ist also in erster Linie dazu gedacht, Muskelmasse aufzubauen und während einer Körperfettreduktionsphase, diese bestmöglich zu erhalten. Dieses Training ist dabei ganz bewusst minimalistisch gehalten. Sprich, es wird „nur" zweimal pro Woche durchgeführt und es kommen „nur" Grundübungen zum Einsatz. Kein unnötiger Schnick-Schnack, lediglich Mehrgelenksübungen, ergänzt durch wenige funktionale Übungen.

Das Training selbst wird wie beschrieben schwer und im niedrigen Wiederholungszahlenbereich durchgeführt, um eine maximale mechanische Belastung auf die Muskulatur auszuüben. Dabei muss jedoch gesagt werden, dass sich das Training immer im Bereich „optimaler Trainingsreiz" und nicht „maximaler Trainingsreiz" bewegen sollte. Das Gewicht sollte vom trainierenden entsprechend jederzeit kontrolliert werden können. Intensivwiederholungen mit Partnerhilfe sind nicht notwendig und erst recht nicht erwünscht. Stattdessen macht man sich eine Intensitätstechnik zu Nutze, die man selbst steuern und durchführen kann. Aus eigener Kraft. Das Volumen der einzelnen Übungen und Sätze ist entsprechend ebenfalls gering. Das Krafttraining sollte NICHT zum Ziel haben, so viele Kalorien wie möglich zu verbrennen oder so lange wie möglich zu trainieren. Beim Powerlifting-Training geht es nur um eine einzige Sache: Gym betreten, Reiz setzen, Gym verlassen! Eine Trainingseinheit sollte daher nicht länger als 60 Minuten andauern. Und dadurch, dass jede Trainingseinheit schon ganz genau im Vorfeld geplant wird, ist das auch überhaupt kein Problem. Denn beim Powerlifting-Teil des Hybrid-Trainings werden sowohl Wiederholungszahlen als auch die Gewichte, mit denen trainiert wird exakt vorgeben.

Für die Planung des Trainings werden zunächst die auszuführenden Übungen und die Intensitätsstufen festgelegt. Diese werden als „Main-Lifts" bezeichnet. Ergänzend zu den jeweiligen Main-Lifts wird eine „funktionale Übung" und eine „Challenge Übung" ausgewählt. Pro Trainingseinheit werden MAXIMAL drei Main-Lifts und nicht mehr als eine funktionale Übung und eine Challenge durchgeführt. Für die Mainlifts wählt man aus folgenden Übungen:

- Kniebeugen ODER Kreuzheben

- Bankdrücken ODER Dips

- Klimmzüge ODER Military Press

In der Praxis haben sich folgende Splits bewährt:

Kniebeugen / Bankdrücken / Klimmzüge

und

Kreuzheben / Dips / Military Press

Mehr nicht! Wer mit der Doppelbelastung wie z.b. Bankdrücken und Dips innerhalb einer Woche beim Training nicht zurechtkommt, wer also z.b. regenerative Probleme hat, der macht tendenziell eher weniger:

Kniebeugen / Bankdrücken

und

Kreuzheben / Klimmzüge

Langfristig empfiehlt es sich jedoch, sich am oberen Split zu orientieren, um eben genau jene Doppelbelastung zu erhalten. Allerdings sollte auch hier die Vernunft siegen und wer merkt, durch drei Main-Lifts pro Trainingseinheit „auszubrennen", der sollte lieber einen Gang zurückschalten. Wichtig ist nur, DASS man die Grundübungen regelmäßig trainiert und versucht, in diesen Übungen stärker zu werden. Wem dies gelingt, der wird sich auch körperlich und vom äußeren Erscheinungsbild her verändern, so viel ist sicher. Die Übungen sollten auch nicht getauscht oder verändert werden. Die Beinpresse stellt keine brauchbare Alternative zu den Kniebeugen dar. Lieber die Zeit investieren und Kniebeugen und Kreuzheben erlernen, als seine Zeit mit Beinstrecker und Co. zu verschwenden! Je mehr Muskelmasse pro Übung beim Powerlifting-Training zum Einsatz kommt, desto besser. Denn desto höher sind auch Trainingseffekt und hormonelle Reaktion infolge eines solchen Trainings. Wer keine Klimmzüge oder Dips aus eigener Kraft schafft, der sollte nicht aus Verzweiflung an den Latzug ausweichen, sondern eben jene Übungen trainieren und üben. Anfänglich an einer Dip- oder Klimmzugmaschine mit Gegengewicht oder mit Partnerhilfe. Wer hingegen mehr als zehn Wiederholungen aus eigener Kraft schafft, der darf sich an Zusatzgewichten erfreuen.

Der Trainingsaufbau ist so simpel wie der zu befolgende Split. Pro Übung wird lediglich EIN EINZIGER produktiver Trainingssatz ausgeführt, mit einer Rest-Pause-Intensitätstechnik und drei vorangegangenen Warm-Up Sätzen. Sowohl die Warm-Up Sätze, als auch der eigentliche Trainingssatz werden mit einem vorbestimmten und berechneten Trainingsgewicht durchgeführt. Der Wiederholungsbereich ist ebenfalls betitelt, zumindest bei den Warm-Up Sätzen. Der eigentliche Trainingssatz hingegen ist ein „All-Out"-Satz. Das bedeutet, es werden so viele Wiederholungen wie möglich mit dem angegebenen Gewicht durchgeführt. Dieser Satz wird dann bis KURZ VOR das positive Muskelversagen trainiert.

JEDE Wiederholung, von der ersten bis zur letzten, wird aus eigener Kraft absolviert. Entsprechend wird der Satz nur bis zur letztmöglichen Wiederholung ausgeführt und muss nicht mit Partnerhilfe beendet werden. Verschlechtert sich die Ausführungsform der Übung im Laufe des Satzes, gilt dieser ebenso als beendet. Denn so effektiv die Grundübungen auch sein mögen, so gefährlich werden sie, wenn man die Körperspannung verliert und die Technik sich verschlechtert.

Um die Trainingsgewichte zu ermitteln, muss zunächst das 5RM für die einzelnen Übungen ermittelt werden, also das Gewicht, mit dem in ordentlicher Ausführung fünf eigenständige Wiederholungen durchführbar sind. Das eigentliche Training baut sich anschließend wie folgt auf:

Woche 1:	Woche 2:	Woche 3:	Woche 4:
Warm-Up 1:	**Warm-Up 1:**	**Warm-Up 1:**	**Warm-Up 1:**
5 Wdh á 50%	5 Wdh á 55%	5 Wdh á 70%	5 Wdh á 75%
Warm-Up 2:	Warm-Up 2:	Warm-Up 2:	Warm-Up 2:
3 Wdh á 60%	3 Wdh á 65%	3 Wdh á 75%	3 Wdh á 80%
Warm-Up 3:	**Warm-Up 3:**	**Warm-Up 3:**	**Warm-Up 3:**
1 Wdh á 70%	1 Wdh á 75%	1 Wdh á 80%	1 Wdh á 85%
Trainingssatz:	Trainingssatz:	Trainingssatz:	Trainingssatz:
All-Out á 80%	All-Out á 85%	All-Out á 90%	All-Out á 95%

Die jeweiligen Prozentzahlen beziehen sich auf die individuellen Ergebnisse des 5RM-Testes. Wer also beispielsweise 100kg für 5 Wiederholungen Kniebeugen schafft, der nimmt zur Berechnung der Trainingsgewichte die 100kg als Grundlage. So sollte bei jeder Übung vorgegangen werden.

Die angesprochene Rest-Pause-Intensitätstechnik sollte zunächst NICHT angewendet werden. Der erste Zyklus sollte rein die All-Out-Sätze bis zum Wiederholungsmaximum beinhalten. Später kann im Zuge der Progression mit Rest-Pause-Sätzen gearbeitet werden. Allerdings auch nur dann, wenn die Technik und Ausführung der jeweiligen Übungen bereits in Fleisch und Blut übergegangen ist. Wenn dies der Fall ist, wird jeder Trainingssatz bis zum Wiederholungsmaximum, also bis zur letztmöglichen durchführbaren Wiederholung trainiert. Anschließend wird das Gewicht für 15-20 Sekunden abgesetzt, es wird pausiert und anschließend noch einmal mit dem gleichen Gewicht ein weiterer All-Out-Satz angehängt, welcher sich, je nach Trainingsgewicht in der Regel im Bereich 1-5 Wiederholungen bewegen wird. Auch bei den Rest-Pause-Sätzen wird „lediglich" bis zum Wiederholungsmaximum trainiert, ohne die Einwirkung und Mithilfe eines Trainingspartners. Anschließend ist der Satz und die Übung beendet und man wechselt zur nächsten Übung.

Die Satzpausen zwischen den einzelnen Sätzen und den jeweiligen Übungen sind frei wählbar. Allerdings sollten diese eher zu lang als zu kurz gehalten werden. Denn beim Powerlifting-Training geht es hauptsächlich um das Bewegen möglichst schwerer Gewichte und das möglichst oft. Daher ist es wichtig, dass man vor jedem Satz optimal erholt ist. Zumindest jedoch vor dem entscheidenden Trainingssatz sollte eine Satzpause von 3-5 Minuten eingehalten werden, um möglichst frisch in den Hauptsatz der jeweiligen Übung einsteigen zu können und um die maximale Leistungsfähigkeit während dieses Trainingsreizes realisieren zu können.

Wurden all drei bzw. die beiden Main-Lifts erfolgreich durchgeführt und trainiert, geht es an die funktionalen Übungen. Hier geht es hauptsächlich um Core- und Halteübungen zur Kräftigung des Rumpfbereiches. Pro Trainingseinheit wird hier jeweils eine der beiden Übungen gewählt:

Unterarmstütz ODER Seitstütz

Diese Übungen werden beide statisch ausgeführt. Wichtig ist hierbei der maximale Spannungsaufbau im gesamten Core-Bereich und diese entsprechend über den geforderten Zeitraum zu halten. Anfänger sollten mit 30 Sekunden Pro Satz starten, leicht Fortgeschrittene mit 45 Sekunden pro Durchgang und gut trainierte Sportler können mit einer Satzzeit von 60 Sekunden Dauer einsteigen. Die Ausführungslänge der Übungen sollten wöchentlich um 5 Sekunden gesteigert werden. Schafft der Trainierende die Übung über 2 Durchgänge á 90 Sekunden, ist die nächste Steigerung das Einfügen eines dritten Trainingssatzes der funktionalen Übung, beginnend mit 60 Sekunden Dauer und erneuter wöchentlicher Progression um jeweils 5 Sekunden, bis auch hier die 90 Sekunden erreicht wurden. Eine solche schrittweise Steigerung kann bis zu insgesamt fünf Trainingssätzen erfolgen. Anschließend sollte das Niveau lediglich noch gehalten werden. Beim Seitstütz beziehen sich die Angaben selbstverständlich auf die Durchführung der Übung pro Seite.

Wurde auch dieser Part abgeschlossen folgt als nächstes eine Challenge. Challenges zeichnen sich dadurch aus, dass in der ersten Woche ein Rekord aufgestellt wird, welcher in der zweiten Woche geschlagen werden muss. Ziel ist es immer, den aufgestellten Rekord einer Challenge zu schlagen und erst wenn dies gelungen ist, darf zur nächsten Challenge gewechselt werden. Challenge-Übungen sind dabei immer Körpergewichtsübungen. In der folgenden Tabelle sind mögliche Challenges abgedruckt:

Challenge	Geschlagen wenn...
Maximale Anzahl an Liegestütze oder inverted Row in 5 Minuten	...mindestens 5 Wiederholungen mehr als zur Vorwoche geschafft wurden
Liegestütze oder inverted Row für 45 Sekunden statisch in Kontraktion halten	...mindestens 10 Sekunden mehr Haltearbeit erreicht wurde

Die Challenges können nach der Zielerreichung von neuem rotiert werden.

Für bereits fitte Personen, die schon mindestens ein oder mehr Zyklen á vier Wochen des F.I.T.-Programmes absolviert haben, steht nun eine weitere Steigerung zur Verfügung. Diese sollten jedoch nur dann zum Einsatz kommen, wenn die Gesamttrainingszeit 60 Minuten nicht weit übersteigt. Dieser Zusatz setzt sich aus intensivem Cardiotraining und so genannten Complexes zusammen. Beides sollte im Wechsel erfolgen. Beispielsweise Powerlifting-Trainingseinheit 1 plus intensives Cardiotraining und am zweiten Powerlifting Tag der Woche Complexes.

Zunächst soll das intensive Cardiotraining besprochen werden. Dieses geht grundsätzlich maximal 15 Minuten und kann auf verschiedene Arten ausgeführt werden. Auch hier sollte regelmäßig rotiert werden. Optimalerweise unterscheidet sich das Cardiotraining wochenweise, z.B. in folgender Reihenfolge:

Wochenzyklus	Cardiotraining
Woche 1	HIIT mit 10 Belastungsintervallen 30/30
Woche 2	HISS Cardio, 4min / 2min / 4min
Woche 3	HIIT mit 5 Belastungsintervallen 60/60
Woche 4	HISS Cardio, 6min / 3min / 6min

Auch die Cardioeinheiten können als kleine Challenge gesehen werden und von Zyklus zu Zyklus gesteigert werden. Allerdings sollten die Intervalllängen nicht verändert werden. Vielmehr sollte versucht werden, in der gleichen Zeit mehr Strecke zu absolvieren oder bei gleicher Geschwindigkeit eine höhere Intensität, beispielsweise in Form der Erhöhung der Watt-Zahl beim Fahrradergometer, zu erreichen. Mit dem Hintergedanken, eine sportartübergreifende Fitness auszuprägen, bietet es sich außerdem an, die Cardioaktivität von Zyklus zu Zyklus zu variieren. Beispielsweise können Laufband, Fahrradergometer, Rudergerät und eine Outdooraktivität wie Laufen oder Schwimmen rotiert werden. Dieses Vorgehen macht das Training nicht nur abwechslungsreich, sondern auch ungemein effektiv.

Muss nur noch geklärt werden, wie die einzelnen Cardio-Einheiten konkret zu verstehen sind. HIIT steht für „**H**och **I**ntensives **I**ntervall **T**raining". Wie der Name schon erahnen lässt, werden hierbei intensive und extensive Phasen in einem Verhältnis von 30 bzw. 60 Sekunden Belastung und 30 bzw. 60 Sekunden Regeneration abgewechselt. Während der Belastungsphase sollte die Trainingsintensität so hoch gewählt werden, dass die angeforderte Zeitdauer gerade so geschafft wird. Das Intensitätsniveau kann dabei von Intervall zu Intervall unterschiedlich sein. Beispielsweise kann ein Sportler im ersten Intervall für 30 Sekunden eine Geschwindigkeit von 17km/h und 2% Steigung aufrechterhalten, bevor er für weitere 30 Sekunden locker bei 6km/h trabt. Das nächste Intervall ist bei gleicher Geschwindigkeit vielleicht nur mit 1% Steigung möglich und beim dritten Intervall muss auf 16km/h reduziert werden. Das ist soweit nicht dramatisch viel mehr eine Möglichkeit zur Steigerung bei der nächsten Rotation. Wichtig ist einzig und alleine, dass während dem Belastungszeitraum 100% gegeben wird.

HISS funktioniert dann ganz ähnlich. HISS bedeutet jedoch „High Intensity Steady State" Cardio. Klingt kompliziert, ist jedoch recht einfach. „Steady State" steht in dem Fall für „dauerhaft". Je nachdem, in welcher Woche man sich befindet, sind die Steady State Zeiträume entweder bei vier Minuten oder bei sechs Minuten. In der praktischen Durchführung bedeutet das, die Intensität so hoch zu wählen, dass die jeweilige Zeitdauer mit möglichst hoher Intensität durchgeführt werden kann, bevor eine entsprechende kurze Pause mit niedriger Intensität von zwei oder drei Minuten Dauer erfolgt. Beim HISS bietet es sich an, die absolvierte Strecke zu notieren und diese als Challenge-Aufgabe für die nächste Rotation anzusehen.

An Tagen, an denen kein intensives Cardiotraining zum Einsatz kommt, werden Complexes ausgeführt. Diese haben sich in der Praxis als ähnlich effektiv zur Steigerung des Fitness-Levels und zur Fettverbrennung herausgestellt, wie die Formen des intensiven Cardiotrainings. Bei den Complexes geht es in erster Linie um die Anregung des Stoffwechsels und die Aktivierung des so genannten metabolischen Pfades. Diese Aktivierung kann zu einem erhöhten Nachbrenneffekt, einer verstärkten

Wachstumshormon- und Adrenalinausschüttung und einer generellen Steigerung der Stoffwechselrate führen. Und dafür werden nicht einmal schwere Gewichte benötigt. Hier geht es sogar vielmehr darum, moderate bis leichte Gewichte zu fokussieren. Denn immerhin darf nicht vergessen werden, wurde bereits ein schweres und intensives Powerlifting-Training absolviert! WENN die Complexes also zum Einsatz kommen, sollte man sich zum einen nicht überschätzen und zum anderen eher auf Explosivität und Schnelligkeit bei sauberer Übungsausführung Wert legen und weniger auf das verwendete Trainingsgewicht. Manche Athleten bevorzugen bei Complexes sogar lediglich die leere Langhantel-Stange.

Und mehr als das wird auch nicht benötigt. Eine Langhantel und das eigene Körpergewicht. Complexes zeichnen sich dadurch aus, eine Reihe von freien Grundübungen ohne Pause und mit dem gleichen Gewicht für eine bestimmte Wiederholungszahl möglichst schnell und explosiv, jedoch mit korrekter Technik auszuführen. Je mehr Muskulatur pro Übung einbezogen ist, desto besser. Ein Typischer Complex könnte daher wie folgt aussehen:

Clean
Push-Press
Front-Kniebeugen
Rumänisches Kreuzheben
LH-Rudern vorgebeugt
Liegestütze
Sit-Ups

Jeder der Übungen wird zu Beginn mit 5-6 Wiederholungen absolviert. Wöchentlich wird um eine Wiederholung gesteigert bei gleichbleibendem Gewicht und der Complex wird mit einer Pausendauer von etwa zwei Minuten zwischen den einzelnen Runden für insgesamt drei Complexes wiederholt. Hat man drei Runden á 10 Wiederholungen erreicht, kann ebenfalls wochenweise auf bis zu insgesamt 5-6 Complexes gesteigert werden. Allerdings sollte man sich auch hier nicht übernehmen oder aus falschem Ehrgeiz zu früh, zu intensiv starten!

Da die Trainingsgewichte zunächst konstant gehalten werden sollen, ist es ebenfalls enorm wichtig, die richtigen Gewichte zu wählen. Sätze bis zum Muskelversagen oder ähnliche Techniken oder eine Verschlechterung der Übungsausführung sollten in jedem Fall vermieden werden. Das Trainingsgewicht orientiert sich bei Complexes immer am schwächsten Glied der Kette, also am Kraftpotential der schwächsten Muskelgruppen bzw. der Übung bei der am wenigsten Gewicht verwendet werden kann!

Werden all diese „Grundregeln" und Teile des Trainings konsequent verfolgt, so sind bereits die Powerlifting-Trainingseinheiten für sich alleine eine persönliche Herausforderung, aber auch eine abwechslungsreiche Trainingsmöglichkeit. Allerdings soll an dieser Stelle noch einmal darauf hingewiesen werden, dass für unerfahrene F.I.T.'er oder Neueinsteiger nach der Challenge das Training beendet ist, um ein frühzeitiges „Ausbrennen" oder Übertraining zu vermeiden.

Erfolgsfaktor 2: Conditioning

Unter „Conditioning" oder „Konditionierung" werden in Zusammenhang mit diesem Programm einzelne Zirkeltrainingseinheiten verstanden, primär ausgelegt auf Körpergewichtsübungen. Bei den jeweiligen Zirkeltrainingseinheiten handelt es sich jeweils um das 5x5-Prinzip. Fünf Zirkel á fünf Minuten. Diese Länge wurde ganz bewusst so gewählt und orientiert sich an der Belastung der Sportler, die hier bereits im Vorfeld als „Ziel-Sportler" angegeben wurden: Kampfsportler! Eine der bekanntesten und härtesten Disziplinen in der Welt des Kampfsportes sind diverse mixed martial arts Kämpfe, die in der Regel über drei Runden zu je fünf Minuten ausgetragen werden. Mit der Ausnahme der Titelkämpfe. Diese Fights sind normalerweise mit fünf Runden zu je fünf Minuten angesetzt. Die Runden drei und vier werden daher auch gerne als Championship-Rounds bezeichnet. Die Worte des UFC-Weltherweight-Champions Georges St. Pierre treffen die Philosophie der hier angewendeten Conditioning-Cycles perfekt: „You want to look like a champion, then you have to train like one!", was übersetzt so viel bedeutet wie „Wer wie ein Champion aussehen will, muss auch wie einer trainieren!".

Die einzelnen Zirkel haben dabei jedoch jeweils einen eigenen Schwerpunkt, mit eigener Zielsetzung. Sinn und Gedanken dahinter sind vor allem die Ausprägung möglichst vielfältiger Eigenschaften. Dazu gehören neben Kraft und Ausdauer auch Explosivität und Beweglichkeit. Für die Ausführung der einzelnen Zirkel wird außer dem eigenen

Körpergewicht, ein paar 5-10kg Hanteln und einer Stoppuhr nichts weiter benötigt.

Der Aufbau jeder Zirkeltrainingseinheit erfolgt dabei immer im selben Schema:

- <u>Zirkel 1:</u> Warm-Up Zirkel

- <u>Zirkel 2:</u> Explosivität und Schnelligkeit

- <u>Zirkel 3:</u> Kraft-Zirkel

- <u>Zirkel 4:</u> Core Zirkel

- <u>Zirkel 5:</u> Cardio Zirkel

Der Warm-Up Zirkel hat exakt das zum Ziel, was er auch aussagt: Das Aufwärmen des Körpers. Allerdings bedeutet das NICHT, dass nicht auch dieser Zirkel schon anstrengend ist. Hier werden jedoch nur Körpergewichtsübungen ausgeführt in kontrollierter Form mit moderater Ausführungsgeschwindigkeit. Wichtig ist hier, dass vor allem Übungen zum Einsatz kommen, die den ganzen Körper beanspruchen und möglichst viel Muskulatur miteinbeziehen:

Körpergewichtskniebeugen

Liegestütze

Cross Lunges

Latissimusaufzug

Sit-Ups

Alle fünf Übungen werden für jeweils 60 Sekunden am Stück ausgeführt, ohne Pause zwischen den einzelnen Übungen. Anschließend nach dem Absolvieren aller fünf Übungen erfolgt eine aktive Pause in der locker getrabt, gelaufen oder dynamisch gedehnt werden soll, für etwa 2-3 Minuten. Dann geht es zum nächsten Zirkel.

Der Zirkel für Explosivität und Schnelligkeit folgt unmittelbar nach dem Warm-Up, da Schnelligkeit nicht in vorermüdetem Zustand trainiert werden sollte. Hier geht es nun darum, sämtliche Übungen, die ebenfalls nur mit dem eigenen Körpergewicht ausgeführt werden, so schnell und explosiv wie möglich durchzuführen. Als Beispiel soll die erste Übung des Zirkels herangezogen werden, die Jump Squats mit eigenem Körpergewicht, also gesprungene Kniebeugen. Dazu begibt man sich in eine tiefe Hockposition (so tief wie mit geradem durchgestreckten Rücken möglich) und springt aus dieser Position so hoch wie möglich, landet anschließend auf beiden Beinen, stabilisiert sich und geht dann erneut in die Hockposition. Es geht hierbei also weniger darum, die einzelnen Sprünge so schnell wie möglich hintereinander zu absolvieren, sondern mehr darum die einzelnen Übungen so kraftvoll und explosiv wie möglich zu gestalten und so viel Kraft wie möglich in die einzelnen Beschleunigungsphasen der Bewegungen zu legen. Der Zirkel selbst sollte wie folgt gestaltet werden:

Jump Squats

Plyo-Push-Up

Burpee mit Hocksprung

Power Sit-Up

Pop-Ups

Auch dieser Zirkel wird mit 60 Sekunden pro Übung durchgeführt und ohne Pause zwischen den einzelnen Übungen. Und auch hier gilt es, eine aktive Pause von etwa 2-3 Minuten zum nächsten Zirkel einzulegen.

An dritter Stelle kommt der Kraft Zirkel. Auch hier ist es noch wichtig, möglichst nicht zu stark vorermüdet zu sein, allerdings ist es von nicht ganz so hoher Bedeutung für die Leistungsentwicklung, verglichen mit der Explosivität und Schnelligkeit. Daher auch die Durchführung dieses Zirkels an dritter Stelle. Hierfür werden nun auch die Kurzhanteln (KH) benötigt. In der Regel reichen hier Gewichte von 5-10kg, eventuell auch noch 15kg gut aus. Das Prinzip des Zirkels bleibt ebenfalls gleich, wie bei den vorherigen Zirkeln auch, mit der Ausnahme, dass die Belastungszeit bei 30 Sekunden pro Übung liegt, dafür jedoch zwei Runden durchlaufen werden, bevor eine aktive Pause von 2-3 Minuten bis zum nächsten Zirkel eingelegt wird.

KH Piston

KH Squat Thrust

KH Sumo High Pull

Push-Up Row

KH Curls

Der vierte Zirkel, der Core Zirkel soll vor allem den Core-Bereich stärken. Dazu gehört jedoch nicht nur der Bauch, sondern auch die Muskulatur des unteren Rückens, wie auch die Po-Muskulatur. Einfach ausgedrückt, unter Core versteht man den Kern, den kompletten Rumpfbereich. Eine gute Core-Stabilität ist von enormer Bedeutung für fast alle Übungen und Bewegungen eines sportlichen Trainings. Im Alltag wird die Core-Kraft in erster Linie für isometrische Haltearbeit benötigt, während diversen Kraftübungen und Körpergewichtsübungen ist die Core-Stabilität von großer Bedeutung, um überhaupt die Körperspannung für die jeweils korrekte Ausführung der einzelnen Bewegungen aufrechterhalten zu können. Da somit alle vorherigen Übungen der einzelnen Zirkel den Kern beanspruchen, kommt der Core Zirkel erst an vierter Stelle, um in diesem wichtigen Bereich keine Vorermüdung zu provozieren. Die Ausführung bleibt wie gewohnt: Fünf Übungen, keine Pause zwischen den Übungen, 60 Sekunden Satzzeit.

Turkish Get Up mit KH im Wechsel

Twisting Floor Press links

Twisting Floor Press rechts

Front Plank

Iso-Backextension

Der letzte der fünf Zirkel ist der Cardio Zirkel. Hier geht es nun „nur" noch darum, den Puls über eine Zeitdauer von fünf Minuten konstant auf moderatem bis hohem Niveau zu halten. Ebenfalls mit 60 Sekunden Dauer pro Übung:

Jumping Jack

Jumping Lunges

Mountain Climber

Side-2-Side Jumps

Push Plank

Wurden diese fünf Zirkel absolviert und die Pausenzeit zwischen den einzelnen Zirkeln bei konstant zwei Minuten gehalten, ist das Conditioning Workout innerhalb von 35 Minuten absolviert. Während dieser Zeit sollte die Intensität jedoch möglichst hoch gehalten werden. Anfangs ist es vielleicht nicht möglich, alle Zirkel in voller vorgegebener Ausführung unter Einhaltung maximaler Intensität zu absolvieren. Dies ist prinzipiell auch nicht schlimm. Schafft man nach 40 Sekunden beispielsweise keine weiteren Jump Squats mehr, weil die Kondition keine weitere Wiederholung zulässt oder die Oberschenkel zu stark zu brennen beginnen, dann ist dies kein Problem. An dieser Stelle kann entsprechend einfach fünf Sekunden Pause gemacht werden, um anschließend die restlichen Sekunden der vollen Minute zu vollenden. Das erste Ziel könnte entsprechend darin bestehen, alle Übungen innerhalb jedes Zirkels für die angegebene Dauer mit höchstmöglicher Intensität durchführen zu können. Im nächsten Schritt verhält es sich jedoch gleich wie auch bereits beim Powerlifting-Training angesprochen: Progression ist alles! Progression im Bereich des Conditioning-Training kann über eine Steigerung der Wiederholungszahl der einzelnen Übungen innerhalb der Ausführungszeit erfolgen oder aber über eine Steigerung des Trainingsgewichtes der Kurzhanteln. Das Tauschen von Übungen kann erst dann empfohlen werden, wenn die Zirkel mit den vorgegebenen Übungen entsprechend der Vorgaben zu 100% durchgestanden werden. Erst im weiteren Schritt, sollten neue Zirkel oder neue Zirkelelemente in den Plan integriert werden.

Erfolgsfaktor 3: Non-Exercise-Physical-Activity (NEPA)

Das Powerlifting-Training und die Conditioning-Workouts sind dazu gedacht, die Leistungsfähigkeit zu verbessern. Gleichzeitig sind diese Einheiten jedoch auch sehr intensiv und verlangen einiges vom Körper ab. Daher ist es mindestens genauso wichtig, einen entsprechenden Gegenpol zu liefern. Denn nicht nur das Training führt zu einer Verbesserung, sondern vielmehr geschieht dies in der Regenerationsphase. Das Training setzt die Reize, der Rest erfolgt während der Erholung. Allerdings bedeutet Erholung für Fitnessbegeisterte nicht nur auf der faulen Haut zu liegen.

Vielmehr sollten „aktive Regeneration" die Zauberworte sein. Und dies ist am einfachsten mit NEPA zu erreichen. NEPA bedeutet übersetzt so viel wie „sportfreie Bewegung". Es geht also darum aktiv zu bleiben, ohne gleichzeitig die Regenerationsfähigkeit des Organismus negativ zu beeinflussen. Der unkomplizierteste Weg hierfür ist die Integration verstärkter Alltagsbewegung. Selbstverständlich sollte dies immer geschehen. An NEPA-Tagen jedoch verstärkt durch das Einfügen von Spaziergängen und ähnlichem. Ein guter Messgrad hierfür wäre die Anschaffung eines Schrittzählers, mit dem Ziel, täglich mindestens 10 000 Schritte zu gehen. Auch hier kann das Ziel von Zyklus zu Zyklus auf bis zu 15 000 Schritte pro Tag erhöht werden. Wichtig ist nur, dass diese Aktivität nicht als Belastung wahrgenommen wird. Es sollte nicht einmal als Aktivität wahrgenommen werden, sondern als entspannender und angenehmer Zeitvertreib. Kopf ausschalten und genießen lautet entsprechend die Devise. Mehr sollte und darf es nicht sein! Alles Weitere wäre in diesem Sinn kontraproduktiv.

Außerdem eignen sich die NEPA-Tage perfekt dafür, an der Flexibilität und Beweglichkeit zu arbeiten. Statisches Dehnen und Übungen aus Entspannungsprogrammen und aus dem Bereich Yoga können hier optimal in das Gesamtkonzept einfließen. Sämtliche Tätigkeiten, die an den NEPA-Tagen ausgeübt werden, sollten nur der Regeneration und Erholung gelten und darauf ausgelegt werden.

Optionaler Erfolgsfaktor: Zusätzliches Training

Diesen Abschnitt möchte ich bewusst kurz halten. Dieser Erfolgsfaktor ist nur für diejenigen von Interesse, die entweder schon sehr fit sind und/oder schon einige Zyklen hinter sich gebracht haben oder aber das F.I.T.-Programm zur sportartspezifischen Verbesserung anwenden möchten. Die letzte Möglichkeit ist natürlich vor allem für Kampfsportler interessant.

Bei einem zusätzlichen Training kann es sich z.B. um HIIT handeln, nach dem Powerlifting ausgeführt. Laufbandintervalle, Hill-Sprints oder Intervalltraining auf dem Fahrradergometer. Das zusätzliche Training kann aber natürlich auch das eigentliche Haupttraining sein, wie z.B. bei einem Kampfsportler, dessen Fokus auf MMA liegt, und der das F.I.T-Programm nur zu Conditioning-Zwecken nutzt wird. Für alle Hobby-Sportler sei jedoch gesagt, dass zusätzliches Training oft (oder meist) auch den gegenteiligen Effekt haben kann, das zentrale Nervensystem überstrapaziert und dadurch die Fortschritte einschränkt.

Die Wochentrainingspläne

Nachdem nun die einzelnen Bestandteile des F.I.T.-Programms erläutert wurden, geht es nun an die Umsetzung in die Praxis. Eine konkrete Wochenplanung könnte beispielsweise wie folgt aussehen:

Montag	Dienstag	Mittwoch	Donnerstag	Freitag	Samstag	Sonntag
PLT	CON	NEPA	PLT	NEPA	CON	VAR

PLT = Powerlifting-Training

CON = Conditioning

NEPA = Non-Exercise-Physical-Activity

VAR = Variabel

Der Sonntag kann laut Plan variabel gestaltet werden. Das bedeutet, man baut sich hier entweder einen komplett freien Tag in die Trainingswoche ein oder man beginnt bereits hier die nächste Trainingswoche. Wie und was an diesem Tag getan wird, obliegt entsprechend völlig dem Sportler. Der variable Tag kann auch als allgemeiner Schummeltag genutzt werden, an dem auch die Ernährung nicht ganz so streng genommen wird. Hier kann der Athlet selbst entscheiden, wie er es genau handhaben möchte und wie er mit diesem Tag umgehen will. An dieser Stelle ist ebenfalls Platz für einen weiteren NEPA-Tag oder zur Ausübung weiterer Freizeitaktivitäten.

Empfehlenswert ist zudem ein regelmäßig durchgeführtes Beweglichkeits- und Regenerationstraining in Form der Anwendung des Foam Rollers und eines allgemeinen Dehnprogrammes. Dieses sollte mindestens dreimal wöchentlich durchgeführt werden.

Teil 3:

Die pragmatische Umsetzung

Das F.I.T.-Programm in der Praxis

Nun wurde sowohl die Ernährung, als auch der Trainingsinhalt definiert. Nun geht es darum, alles möglichst einfach in die Praxis umzusetzen. Dafür stehen verschiedene Möglichkeiten zur Verfügung. Entweder man geht, wie in Teil 1 beschrieben, so vor, dass Kalorien und Menge an Proteinen, Kohlenhydraten und Fetten kalkuliert werden (hierfür eignen sich Nährwertrechner, z.B. aus dem Internet sehr gut) oder man „rechnet" in Portionen und verlässt sich eher auf sein eigenes Körpergefühl. Beide Methoden haben ihre Vor- und Nachteile, die in diesem Zuge kurz angeschnitten und diskutiert werden sollen.

Verlässt man sich auf die zur Verfügung stehenden Rechenmodelle, kalkuliert seinen Energiebedarf und ermittelt auf dieser Grundlage die jeweiligen Mengen an Eiweißen, Kohlenhydraten und Fetten und differenziert dann noch in Trainingstage und trainingsfreie Tage, dann muss natürlich auch vorausgesetzt werden, dass der Anwender entsprechend all seine Kalorien und Makronährstoffe im weiteren Verlauf des Programmes zählt und protokolliert. Wer dies sowieso bereits tut, der kann und soll bei dieser Methode bleiben. Wer bisher keine Kalorien gezählt hat, der sollte auch während des F.I.T.-Programmes nicht damit beginnen! Denn Kalorienzählen hat zwar den Vorteil, dass man sich sehr standardisiert ernähren kann und täglich in etwa die gleiche bzw. vorgegebene Menge an Makronährstoffen zuführen kann, übergeht jedoch jegliche körpereigene Kontrolle. Man wird sozusagen psychisch abhängig von Zahlenwerten und verliert das eigene Körpergefühl für Hunger und Sättigung.

Wer also bisher noch keine Kalorien gezählt hat, sollte nun auch weiterhin auf seinen Körper hören und die Ernährung durch die richtige Lebensmittelauswahl steuern. Doch auch dieses Vorgehen ist nicht ganz frei von Problemen. Denn wenn das eigene Körpergefühl so präzise und zuverlässig funktionieren würde, warum hat man dann nicht bereits einen Six-Pack? Weil die meisten Menschen sich eben diesen körpereigenen Mechanismus „abgewöhnt" haben und Hunger und Sättigung gar nicht mehr in der Form kennen, wie eigentlich ursprünglich von der Natur vorgesehen, sondern eher die Gefühle „Appetit" und „Völlegefühl" kennen und diese mit „Hunger" und „Sättigung" verwechseln. Kalorienzählen hat hier nun den Vorteil, dass man eben eine sehr präzise und vordefinierte Kontrolle hat, die durch Appetit nicht beeinflussbar ist. Wer sich trotzdem gegen das Kalorienzählen entscheidet, der hat nun die Möglichkeit, sein Hunger-Sättigungsgefühl wiederzuerlangen. Sicherlich die bessere Lösung. Denn schließlich ist das F.I.T.-Programm ein Programm zur Veränderung des Körpergefühls und nicht zur Kontrolle des kleinen 1x1!

Die individuelle Einstufung

Beim F.I.T.-Programm gibt es keine festen Vorgaben und keine festen Pläne. Wie in den Kapiteln zum intermittent fasting beschrieben, gibt es nur ein Nährstoff-Cycling-System welches auch intuitiv sehr gut angewendet werden kann. Dafür muss sich jeder Athlet jedoch in eine Zielsetzungsgruppe einteilen:

1. <u>Muskelaufbau:</u> Wenn der Aufbau von Muskulatur und die Verbesserung der Leistungsfähigkeit im Fokus des jeweiligen Sportlers – oder wie immer, natürlich auch der jeweiligen Sportlerin – stehen, dann sind die Empfehlungen und Vorgaben zu Gruppe A zu befolgen. Grundvoraussetzung für Gruppe A ist jedoch auch ein Körperfettanteil von maximal 10% bzw. etwa 15% für Frauen. Ist dies nicht der Fall, sollte zunächst mit den Vorgaben aus Gruppe C begonnen werden, bis der Körperfettanteil entsprechend angepasst wurde. Dann kann problemlos in Gruppe A gewechselt werden.

2. <u>Bodyrecomposition:</u> Für alle, die sich im Bereich 5-10% Körperfett befinden bzw. alle Frauen, die im Bereich 12-15% sind und nun den IST-Zustand halten möchten und sich trotzdem langsam verbessern wollen, wurde das Programm der Gruppe B erstellt.

3. <u>Fettabbau:</u> Männer mit über 10% Körperfett und Frauen deren Körperfettanteil 15% deutlich übersteigt, sollten mit den Vorgaben aus Gruppe C ins F.I.T.-Programm starten.

Programm: Gruppe A

Wie beim Nährstoff-Cycling beschrieben, funktioniert das Konzept des intermittent fasting hervorragend in Kombination mit einem Wechsel der Nährstoffe und einem Zick-Zack-Muster in der Kohlenhydratzufuhr. Dabei unterscheidet man neben kohlenhydratreichen und kohlenhydratarmen Tagen zusätzlich noch die Menge und Art der zugeführten Kohlenhydrate im Tagesverlauf eines jeden Tages. Wie bei allen Programmen werden zwei feste kohlenhydratreiche Tage in das Gruppe-A-Programm integriert. Diese Tage sollten konsequenterweise auf Powerlifting-Tage fallen. An diesen Tagen werden alle drei zugeführten Mahlzeiten kohlenhydratreich und mit niedrigem bis moderatem Fettanteil gestaltet. Die größte Mahlzeit sollte dabei die erste Mahlzeit nach dem Powerlifting-Training sein. Die beiden anderen Mahlzeiten sollten eher etwas moderater ausfallen. An kohlenhydratmoderaten Tagen werden lediglich zwei der drei Mahlzeiten mit Kohlenhydraten gestaltet, wobei nur eine der beiden Mahlzeiten einen hohen, eine weitere einen moderaten und die dritte einen sehr geringen Kohlenhydratanteil aufweisen sollte. Wie diese Mahlzeiten verteilt werden, also ob die erste der drei Mahlzeiten nun wenig und die letzte viele Kohlenhydrate enthält oder umgekehrt, bleibt dem Anwender überlassen. Denn wichtiger als die zeitliche Reihenfolge ist hier die Gesamtmenge an zugeführter Kohlenhydratenergie. Die praktische Umsetzung und die jeweiligen Empfehlungen sind in der folgenden Tabelle zusammengefasst. Die Definition der Portionsgrößen können im Anschluss an die Kapitel zu den einzelnen Programmdesigns entnommen und nachgelesen werden.

Kohlenhydratportionen	High Carb Tage	Low Carb Tage
Mahlzeit 1	2-3 Portionen	1 Portion
Mahlzeit 2	2 Portionen	1 Portion
Mahlzeit 3	1 Portion	---

Programm: Gruppe B

Personen, die am Gruppe-B-Programm teilnehmen haben bereits einen niedrigen Körperfettanteil und wollen diesen auch halten und sich gleichzeitig in muskulärer Hinsicht noch verbessern, die Performance steigern und den Körperfettgehalt weiter optimieren. Das Programm der Gruppe B ist letztlich das Programm, in welches jeder Teilnehmer des F.I.T.-Programmes langfristig wechseln sollte und welches auch als „Alltagsprogramm" bezeichnet werden kann. Denn wer es einmal in dieses Programm geschafft hat, der sollte auch versuchen dort zu verharren. Lediglich Personen mit sehr geringem Muskelanteil sollten eventuell noch einmal in Gruppe A wechseln. Ein Wechsel in Gruppe C ist nur dann notwendig, wenn der Körperfettanteil aus irgendwelchen Gründen wieder angestiegen ist. Die nachfolgend aufgeführte Tabelle zeigt, wie die einzelnen Kohlenhydratportionen jeweils verteilt werden sollten. Die Definition der Portionsgrößen folgt im weiteren Verlauf dieses Buches.

Kohlenhydratportionen	High Carb Tage	Low Carb Tage
Mahlzeit 1	2-3 Portionen	1 Portion
Mahlzeit 2	1-2 Portion	---
Mahlzeit 3	1 Portion	---

Die High Carb Tage sollten grundsätzlich auf die Powerlifting-Tage fallen. Die restlichen Tage der Woche sollten Low Carb Tage darstellen. Die in der Tabelle aufgeführte Mahlzeitenfolge ist dabei nicht verbindlich. Es sollte zur Optimierung der Ergebnisse lediglich darauf geachtet werden, dass die größte Kohlenhydratmahlzeit auf die erste Mahlzeit nach dem Training fällt. An Low Carb Tagen kann die einzelne kohlenhydrathaltige Mahlzeit nach Belieben gelegt werden. Die Kohlenhydratportionen beziehen sich dabei lediglich auf stärkehaltige Kohlenhydratquellen. Kohlenhydrate aus Obst, Gemüse und Hülsenfrüchte sind zu jeder Mahlzeit erlaubt und insbesondere Gemüse sollte, wie auch im intermittent fasting Teil schon abgehandelt, einen wichtigen Ernährungsbaustein darstellen.

Programm: Gruppe C

Die letzte Gruppe, die Fettabbaugruppe, ist mit Sicherheit die Gruppe, die am meisten Einschränkungen erdulden muss. Dennoch werden auch hier zwei kohlenhydratreiche Refeed-Tage pro Woche eingebaut. An den restlichen fünf Tagen sollte jedoch möglichst gänzlich auf stärkehaltige Kohlenhydratquellen wie Nudeln, Brot, Reis oder Kartoffeln verzichtet werden. Obst, Gemüse und in Maßen auch Hülsenfrüchte sind hingegen erlaubt. Zum Ausgleich der fehlenden Kohlenhydratenergie sollten verstärkt Proteine und Fette zugeführt werden.

Kohlenhydratportionen	High Carb Tag	Low Carb Tag
Mahlzeit 1	2 Portionen	---
Mahlzeit 2	1 Portion	---
Mahlzeit 3	½ Portion	---

Ähnlich wie in Gruppe A und B ist auch hier die Reihenfolge der Mahlzeiten nicht entscheidend und auch nicht vorgegeben. Wann an den High Carb Tagen 2 Portionen Kohlenhydrate gegessen werden, ob in Mahlzeit 1 oder in Mahlzeit 3, spielt keine Rolle. Wichtig ist nur, dass die High Carb Tage auf die Powerlifting-Tage fallen. Wer ganz optimal vorgehen möchte, der platziert die sehr kohlenhydratreiche Mahlzeit mit 2 Portionen Kohlenhydraten auf den Zeitraum nach dem Training. Hat man seinen Zielkörperfettanteil erreicht und befindet sich im vordefinierten Bereich für Gruppe B, wechselt man nun in diese Gruppe und versucht sich weiterhin langsam und kontinuierlich zu verbessern.

Proteine und Fette für die Programme

Die einzelnen Programme haben sich nun in erster Linie mit der Menge und Verteilung der Kohlenhydrate, passend zur jeweiligen Zielsetzung beschäftigt. Doch das ist sicherlich nicht die einzige Variable auf die geachtet werden muss. Auch Proteine und Fette müssen entsprechend aufgeteilt werden. Dies kann jedoch zusammenfassend für alle drei Programme in diesem Abschnitt geklärt werden. Hier findet die geringste Veränderung innerhalb der einzelnen Gruppen statt.

Der Proteinanteil der Ernährung sollte grundsätzlich konstant hoch gehalten werden. Wie in den Richtlinien aus den Kapiteln des intermittent fasting zu entnehmen ist, sollte jede Mahlzeit einen Proteinträger enthalten, der nicht nur satt hält, sondern auch als Baustoff für

Muskulatur dient und entsprechend Aminosäuren an den Körper liefert. Hier darf es gerne eine etwas größere Portion pro Mahlzeit sein. Welche Lebensmittel besonders viel Protein enthalten und welche es zu bevorzugen gilt, kann aus den folgenden Kapiteln entnommen werden.

Die Nahrungsfettzufuhr steht generell in enger Verbindung mit der Menge der Kohlenhydrate, die täglich verzehrt werden. Das Prinzip des Nährstoff-Timings und des Nährstoff-Cyclings hat diesen Fakt ja bereits angedeutet und erklärt. Im Allgemeinen gilt, je mehr Kohlenhydrate eine Mahlzeit enthält, desto weniger Fett sollte enthalten sein und umgekehrt. Eine Reismahlzeit nach dem Training sollte daher eher mit magerem als mit fettigem Fleisch kombiniert werden. Eine Ausnahme stellt lediglich Fisch dar. Fisch kann unabhängig vom Fettgehalt mit ALLEM kombiniert werden. Volleier in größeren Mengen oder ein fettigeres Stück Fleisch, wie auch Käse oder fetthaltige Milchprodukte hingegen sollten verstärkt mit Gemüse oder Obst gegessen werden und weniger mit stärkehaltigen Nahrungsmitteln wie Brot oder Nudeln. Mahlzeiten die als Kohlenhydratquellen nur besagtes Obst und/oder Gemüse enthalten, sollten dagegen weniger mit mageren Proteinquellen ergänzt werden, sondern zumindest eine moderate Menge an Fetten enthalten. Allen voran einfach ungesättigte Fettsäuren und in moderatem Maße mehrfach ungesättigte Fettsäuren. Gesättigte Fettsäuren sollten nur dann eine Option in größerem Ausmaß sein, wenn der Gesamtkohlenhydratgehalt entsprechend niedrig ist. High Carb Tage ergeben sich aus der großen Menge an Kohlenhydraten automatisch mit moderatem Fettanteil.

16/8 vs 24

Wie bereits besprochen sind die populärsten IF-Konzepte, der von Martin Berkhan gestaltete Leangains-Ansatz und Brad Pilon´s Eat Stop Eat. Diese beiden Möglichkeiten sind auch die Varianten, die im Sinne des F.I.T.-Programmes maßgeblich eingesetzt bzw. empfohlen werden. Die Programme A-C wurden dabei im Stile von 16 Stunden Fasten, gefolgt von acht Stunden Essensperiode mit drei Mahlzeiten täglich gestaltet, da sich dieses Vorgehen für die meisten Personen zum Einstieg in die Materie des intermittent fasting am ehesten eignet und welches dem Großteil der Anwender in Sachen Ernährungsumstellung zunächst am einfachsten fällt. Nichts desto trotz können auch 24 Stunden Fastenperioden Anwendung finden. Wer sich also entsprechend gegen 16/8 und für 24 Std-Fasts entscheidet, sollte versuchen seine Ernährung so zu planen, dass die Powerlifting-Trainingseinheiten wie gewohnt kohlenhydratreich und die Körpergewichtszirkel kohlenhydratarm gestaltet werden und sämtliche NEPA-Tage einem 24-stündigen Fastenzeitraum unterzogen werden.

Der einzige Unterschied zum vorgestellten 16/8-Konzept liegt demnach darin, dass lediglich an zwei Tagen pro Woche, dafür dann aber für 24 Stunden gefastet wird. Das Nährstoff-Cycling mit High- und Low Carb Tagen bleibt hingegen auch mit höherer Mahlzeitenfrequenz und ohne tägliche Fastenphase bestehen. Das Programm kann auf diese Weise einfach und effektiv sehr flexibel an die jeweiligen Gegebenheiten undVorlieben angepasst werden. Auch eine Kombination der beiden

Ansätze ist nach einer entsprechenden Eingewöhnungsphase durchaus denkbar.

Nahrungsmittelauswahl und Menge

Wer wie empfohlen auf Kalorienzählen und den Einsatz einer Küchenwaage verzichten möchte oder für Personen für die dies aus Gründen der Praktikabilität schlichtweg nicht möglich ist, gibt es eine weitere Lösung der Mengenkontrolle. Diese besteht aus der Kombination aus Körpergefühl und Portionsgrößen.

Körpergefühl bedeutet natürlich in erster Linie darauf zu achten, wie sich Hunger und Sättigung verhalten. Dabei ist es enorm wichtig zwischen Hunger und Appetit unterscheiden zu können und zwischen dem Gefühl satt zu sein und dem Zustand sich voll und überfüllt zu fühlen. Viele Menschen haben exakt dies verlernt. Das Resultat: Man „überfrisst" sich ständig, führt zu viel Energie über die Ernährung zu und baut entsprechende Fettspeicher auf, die irgendwann zunächst den Waschbrettbauch verschwinden lassen und später in Übergewicht enden können. Exakt das Gegenteil von „Get F.I.T., Think Lean!". Also muss man sich nun vor den Mahlzeiten die Frage stellen, ob man nun tatsächlich aus physiologischem Hunger isst oder ob es rein auf Appetit basiert, dass man nun Nahrung zuführen möchte, man aber eigentlich gar keinen wirklichen Hunger, sondern lediglich „Lust" hat? Wirklichen Hunger kann man recht einfach identifizieren. Physiologischer Hunger kommt langsam und über einen gewissen Zeitraum. Und er ist unspezifisch. Sprich, man bekommt keinen Hunger speziell auf ein einziges Nahrungsmittel. Ist dies der Fall, sodass man beispielsweise das dringliche Gefühl hat, nun unbedingt ein Stück Schokolade essen zu müssen, dann kann eher von Appetit oder Heißhunger gesprochen werden. Heißhunger entsteht in der Regel immer dann, wenn man sich bestimmte Speisen verbietet oder sich Hunger und Appetit künstlich anregt, was in der Praxis meist dann der Fall ist, wenn eine geringe Kalorienzufuhr oder Nahrungsgesamtmenge auf viele kleine Mahlzeiten aufgeteilt werden sollen. Dann kommt es nicht selten dazu, dass man den Hunger nur „triggert" aber nie wirklich satt wird. Ein typisches Szenario für „herkömmliche Diäten" und gleichzeitig ein immenser Vorteil des intermittent fastings. Denn hier ergibt sich die Möglichkeit, sich 1-3 mal täglich satt zu essen, was das Durchhalten der Fastenphase erleichtert. Beim intermittent fasting ist es nur selten der Fall, dass man abends hungrig ins Bett geht oder nachts hungrig aufwacht – ein Phänomen das bei Personen, die ihre Kalorienzufuhr einschränken um Körperfett zu verlieren nicht selten vorkommt. Am nächsten Morgen auf Frühstück zu verzichten und stattdessen eher drei bis fünf Stunden auf die erste Mahlzeit zu warten, ist ebenfalls für die Wenigsten ein wirkliches Problem und oftmals sogar ein willkommenes „Tool". Und schon befindet man sich im Bereich des intermittent fasting.

Damit man sich aber anschließend nicht maßlos überfrisst, sollte man in den kommenden Mahlzeiten seine Portionsgrößen kontrollieren und dabei wie folgt vorgehen:

Die einfachste Möglichkeit der Portionskontrolle ist der Einsatz so genannter Cups oder einer etwa 250ml fassenden Tasse. Eine Portion entspricht somit dem Inhalt einer Tasse. Das gilt für verzehrfertigen Reis, Nudeln, Müsli aber auch Gemüse und Obst, wie etwa Beeren. Hat man keine Tasse zur Hand, kann man seine eigene Faust als Richtwert nehmen. Eine Portion Kohlenhydrate entspricht somit in etwa der Größe einer Faust. Man stelle sich z.B. einen kleinen Haufen Reis auf seinem Teller vor oder eine Süßkartoffel. Entspricht die Portionsgröße in etwa der Faust, ist man in einem guten Bereich.

Bei proteinreichen Lebensmitteln kann man sich eher an der Größe der eigenen Handinnenfläche orientieren. Das gilt z.B. für Fleisch oder Fisch. Eier werden eher in Stückzahl bemessen und zwei bis drei Eier entsprechen einer Portionsgröße. Quark und Joghurt können wie oben beschrieben in Cups bzw. Tassen abgemessen werden.

Für Fette gelten Esslöffel und Handgrößen als Portionen. Für flüssige Fette, wie etwa Öle, werden Esslöffel zur Bemessung herangezogen, was einer Portion entspricht. Gleiches gilt beispielsweise für Butterspeisen. Bei Fetten mit fester Konsistenz, wie z.B. Nüsse oder Samen die zur Deckung des Fettbedarfs herangezogen werden gilt die Angabe „eine kleine Hand voll".

Obst sollte in moderaten Mengen zugeführt werden. Zwei bis drei Portionen oder Stück pro Tag sind in Ordnung und ausreichend. Bei

Portionen handelt es sich wie beschrieben um den Inhalt einer 250ml Tasse. Dies gilt für Beeren oder klein geschnittenes Obst, wie z.B. gewürfelte Ananas. Bei Stückzahlen entsprechend um Obstsorten, die in etwa einer Faustgröße oder etwas mehr entsprechen. Gute Beispiele hierfür sind Äpfel, Birnen, Nektarinen, Pfirsiche, Clementinen oder auch Orangen. Allgemein gilt, bei Obst kann man kaum etwas verkehrt machen, Obst sollte fest im Ernährungsplan verankert sein, aber trotzdem auf die genannte Anzahl beschränkt bleiben.

Bei Gemüse hingegen kann gar nichts falsch gemacht werden. Hier gelten die Portionsgrößen auch eher als Minimum, denn als Maximum. Stärkearmes Gemüse wie Brokkoli, Blumenkohl, Spinat, Tomaten, Zuchini, Blattsalate uvm. können ohne Begrenzung in die alltägliche Ernährung integriert werden und gelten als Lebensmittel zum Sattessen. Mindestens drei Portionen, besser mehr, sollten es täglich jedoch in jedem Fall sein.

Hat man nun einen Überblick über die Mengen und Portionsgrößen der einzelnen Nahrungsmittel erhalten, müssen diese Portionen nun nur noch mit Lebensmittel gefüllt werden. Dies sollte nach Möglichkeit über nährstoffreiche Nahrungsmittelauswahl erfolgen, wie sie auf der kommenden Seite vorgestellt wird. 90% der wöchentlichen Mahlzeiten sollten aus diesen Lebensmitteln bestehen, die restlichen 10% gelten als Schummelmahlzeiten.

Proteine	Kohlenhydrate	Fette
Geflügel ohne Haut, fettarmes Fleisch, Seefisch jeglicher Art, Eier und Eiklar, Milchprodukte, Hülsenfrüchte, Sojaprodukte	Reis, Nudeln, Müsli, Haferflocken, Kartoffeln, Süßkartoffeln, Vollkornprodukte, Obst, Hülsenfrüchte und Gemüse	Olivenöl, Rapsöl, Leinsamenöl, Walnussöl, Erdnussöl, Walnüsse, Mandeln, Haselnüsse, Leinsamen, diverse Nussmusvarianten

Aus diesen Nahrungsmitteln lassen sich köstliche Gerichte und Mahlzeiten zaubern. Die einzelnen Kombinationen müssen anhand der jeweils für den Tag geltenden Nährstoffzufuhr zusammengestellt werden.

Verzichtet werden sollte so gut wie möglich auf Fertiggerichte, Süßwaren, generell zuckerreiche oder sehr fettreiche Nahrungsmittel und auf Fast Food. Auch zuckerhaltige Limonaden und Fruchtsäfte sollten gegen Wasser, Tees und in moderatem Ausmaß (max. 2-3 Tassen pro Tag) Kaffee eingetauscht werden. Auch light-Getränke sollten nur spärlich konsumiert werden.

Spezialvariante: Die F.I.T.-DIET

Vorweg, nein, es handelt sich nicht um ein bahnbrechendes neues Konzept, sondern vielmehr um ein „Verschmelzen" der Warrior Diet von Ori Hofmekler und dem Leangains-Approach von Martin Berkhan. Sozusagen das Beste aus beiden Welten. Der Kraftsport- und Conditioning-Trainer Jason Ferruggia geht in seinem Werk „The Renegade Diet" recht ähnlich vor. Die hier niedergeschriebene Version des intermittent fasting ist somit nur eine individuelle Anpassung, die sich speziell zum Abbau von Körperfett bewährt hat, insbesondere dann, wenn es um die letzten hartnäckigen „Pölsterchen" geht.

Diese Variante enthält strenggenommen drei unterschiedliche Phasen:

- Die Fasten-Phase

- Die Undereating-Phase

- Die Overeating-Phase

Die Fastenphase gestaltet sich ähnlich wie bei Leangains täglich über einen Zeitraum von mindestens 12 Stunden, besser 16 Stunden. 12 Stunden sind eher für Personen geeignet, die ihren primären Fokus auf den Muskelaufbau legen, 16 Stunden ist mehr für die Gruppe der Personen mit der Zielsetzung des Fettabbaus oder des Bodyrecompositioning. Während dieser Fastenphase gilt, wie in den Kapiteln zuvor mehrfach angedeutet, eine komplette Nahrungs- und Kalorienabstinenz. Ausnahme bildet die

Zufuhr essentieller Aminosäuren, wenn morgens auf nüchternen Magen trainiert wird. Hierzu wurde aber bereits das Nüchternprotokoll vorgestellt. Während dieser Zeit „darf" nur Wasser und Tee getrunken werden und in moderatem Ausmaß auch Kaffee. Empfindliche Personen sollten jedoch auch darauf verzichten, da Kaffee bzw. die Zufuhr von Koffein auch zu einer Cortisolausschüttung führen kann. Hier gilt aber selbst zu experimentieren. Während Kaffee bei einigen Personen den Hunger und Appetit eher unterdrückt, passiert bei anderen Sportlern und Kaffeetrinkern im Langzeiteffekt eher genau das Gegenteil – man bekommt Hunger und Appetit. Hier gilt es jedoch entsprechend selbst zu entscheiden und zu experimentieren. Der Einsatz von Süßstoffen oder Süßstoffgetränken sollte eher vermieden werden. Zwar soll an dieser Stelle keine Grundsatzdiskussion über Sinn und Unsinn oder über die gesundheitlichen Wirkungen von künstlichen Süßstoffen herbeigeführt werden, aber Aspartam, Sucralose und Co. sind in erster Linie eines, nämlich künstlich. Und genau dieser Fakt passt an dieser Stelle und in diesem Ansatz nicht ins Konzept. Wie später noch genauer angesprochen wird, sollte versucht werden, so natürlich wie möglich zu essen und das IIFYM-Denken so gut wie möglich abzulegen bzw. nur in Ausnahmefällen oder an Schummeltagen anzuwenden.

Nach der Fastenphase schließt sich direkt die Undereating-Phase an. Diese beginnt also ab Stunde 12 bzw. nach 16 Stunden Fasten und dauert in der Regel 4-8 Stunden an, je nachdem wann das Fasten unterbrochen wurde. Während die tägliche Fastenphase aus dem Leangains-Ansatz übernommen wurde, stammt das Undereating von Ori Hofmeklers Warrior Diet. Für Athleten die sich in einer Fettabbau-Phase befinden gilt für die Undereating-Phase, dass hier im Schnitt alle 2-3 Stunden ein kleiner Snack erfolgen kann. Diese sollten jedoch wirklich klein sein und dem Körper nur eine geringe bis moderate Menge an Proteinen liefern und ggf. eine ebenfalls geringe Menge an hochwertigen Fettsäuren. Diese einzelnen kleinen Snacks sollten dabei einen kalorischen Wert von 200 kcal nicht übersteigen und streng kohlenhydratarm gestaltet werden. Beispiele hierfür wären z.B. 2-3 gekochte Eier oder einen Proteinshake in Wasser mit einem Esslöffel Leinöl o.ä. Beim Proteinshake sollte entsprechend eine natürliche und süßstofffreie Variante gewählt werden. Sehr zu empfehlen ist ergänzend ein so genanntes „Greens" oder „Superfood" Produkt, welches auf natürliche Weise jede Menge Vitamine, Mineralien, sekundäre Pflanzenstoffe und je nach Produkt auch Probiotika und/oder Präbiotika liefert, nicht selten in Kombination mit diversen Enzymzusätzen. Durch das Hinzufügen einer Portion eines solchen Produktes wird der jeweilige Snack enorm aufgewertet.

Rund 20 Stunden nach der letzten „richtigen" Mahlzeit beginnt dann eine etwa vierstündige Overeating-Phase, die ebenfalls so im Konzept der Warrior Diät und deren durch Ori Hofmekler erweiterten Ansätze zu finden ist. Je nachdem, wie die individuelle Zielsetzung aussieht, wird während dieser Phase nur eine Hauptmahlzeit konsumiert oder ggf. folgen zwei moderat bis große Mahlzeiten. Die Regel ist aber mit Sicherheit ein Main Meal, ebenfalls ähnlich wie bei der Warrior Diet.

Diese Hauptmahlzeit gibt jedoch einige „Regeln" vor:

1. Mindestens 500-750g frisches Gemüse

2. So natürlich wie möglich

3. Low Fat ODER Low Carb

Punkt 1 lässt sich am leichtesten mit einem gemischten Rohkostsalat realisieren. Hier sollten vor allem nährstoffreiche und stärkearme Gemüsesorten zum Einsatz kommen. Je vielfältiger und je „bunter" desto besser. Zusammen mit 1-2 Esslöffel Oliven- oder Rapsöl und weiteren 1-2 Esslöffel Apfelessig, ergibt dies einen guten „Starter" für die Hauptmahlzeit. Dieser Vorspeisen-Salat sollte unabhängig davon integriert werden, welche Zielsetzung man verfolgt oder ob eine low carb oder low fat Mahlzeit ansteht.

So natürlich wie möglich, wie in Punkt 2 vorgegeben, bedeutet, möglichst keine oder nur wenige verarbeitete Lebensmittel zu konsumieren. Für die Praxis bedeutet das, Frischfleisch statt Wurst, frisches oder schockgefrostetes Gemüse anstatt Konserven und natürlich selber kochen anstatt Fertiggericht. Wer die Möglichkeit hat, sollte beim Metzger und Bauern seines Vertrauens einkaufen, bei denen man weiß, woher die jeweiligen Produkte auch wirklich stammen. Die Hauptmahlzeit verfolgt klar den Anspruch der Qualität und nicht nur der Quantität! Daher spielt die korrekte Lebensmittelauswahl eine wichtige Rolle und versteht sich als klare Säule dieses Ansatzes!

Der dritte und letzte Schritt bezieht sich auf ein in der Praxis oft schon angewendetes Vorgehen: Die Trennkost. Einfach und simpel ausgedrückt, entweder Protein und Fett mit wenigen Kohlenhydraten oder Protein und Kohlenhydrate mit wenig Fett. Kann der Körper nur mit einer Kombination umgehen? Physiologisch gesehen muss dies verneint werden. Der Organismus ist durchaus auch in der Lage kohlenhydrat- und fettreiche Speisen zu verdauen. Bei kleineren Mahlzeiten ist dies auch nicht weiter problematisch. Da es sich bei dieser einen Hauptmahlzeit jedoch in der Regel nicht nur um einen kleinen Snack handelt, sondern um eine große Mahlzeit, ergeben sich unterschiedliche Probleme, auf die hier jedoch nur bedingt eingegangen werden soll. Ein merkliches Problem besteht jedoch darin, dass sich die meisten Personen mit der Verdauung von fettreichen und gleichzeitig kohlenhydratreichen Mahlzeiten die mit viel Protein kombiniert werden sehr schwer tun. Erfahrungsgemäß lässt sich dies jedoch deutlich mindern, wenn einer der beiden Hauptenergielieferanten deutlich reduziert wird.

Wie häufig kohlenhydratreiche und kohlenhydratarme Mahlzeiten zum Einsatz kommen muss mit der eigenen Zielsetzung und dem individuellen Körperfettanteil bestimmt werden, wie jedoch bereits in den Kapiteln zuvor ausgiebig erläutert wurde.

Nach dieser einen Hauptmahlzeit beginnt der ganze Zyklus von vorne. Bei enorm hohem Energiebedarf kann ggf. auch noch eine zweite Mahlzeit eingefügt werden und die Overeating-Phase wird zeitlich voll ausgenutzt. Personen mit dem Wunsch des Muskelaufbaus können die Overeating-Phase unter Umständen auch auf 6-8 Stunden erweitern. Somit ergeben sich dann entsprechend auch die kürzeren Fastenzeiten, wie eingangs angesprochen.

Der hier vorgestellte Ansatz ist nichts Neues. Schließlich kann das Rad nicht neu erfunden werden – und soll es auch nicht. Der einzige Unterschied liegt in der stärkeren Individualisierung im Gegensatz zu den bisher bekannten „Systemen" des intermittent fasting.

Abschließende Worte…

Nun, nachdem alle grundsätzlichen Elemente des „Get F.I.T., Think Lean!"-Konzeptes besprochen wurden, bleibt an dieser Stelle nur zu hoffen, dass möglichst viele Personen möglichst große Erfolge mit diesem Vorgehen erreichen werden! Wichtig ist lediglich, dass nicht nur Training und Ernährung stimmen, sondern auch die mentale Einstellung!

Und nun ran ans Werk…viel Erfolg!

Philipp Rauscher

Online Zugangsdaten

Das Get F.I.T., Think Lean! – Programm bezieht sich nicht ausschließlich auf die Informationen im Buch. Jeder Käufer des Buches erhält außerdem Zugangsdaten zur Online-Plattform auf www.get-fit-think-lean.com. Dort werden alle Übungen und Programme die im Buch vorgestellt werden genauer erläutert. Außerdem hat jeder Buchbesitzer das Recht darauf, Aktualisierungen zur F.I.T.-DIET und zu allen weiteren neuen Trainingsansätzen und Erfolgsgeschichten kostenfrei nach deren dortigen Veröffentlichung herunterzuladen.

Passwort: GetFIT2012

Literaturverzeichnis

Alken J, et al. Effect of fasting on young adults who have symptoms of hypoglycemia in the absence of frequent meals. European Journal of Clinical Nutrition. 2008; 62: 721-726.

Bellisle F, et al. Meal frequency and energy balance. British Journal of Nutrition. 1997; 77☹Suppl. 1) s57-s70.

Bryner RW. Effects of resistance training vs. aerobic training combined with an 800 calorie liquid diet on lean body mass and resting metabolic rate. Journal oft he American College of Nutrition. 1999; 18(1): 115-121.

Chan JL, et al. Leptin does not mediate short-term fasting-induced changes in growth hormone pulsatility but increases IGF-I in leptin deficiency states. Journal of Clinical Endocrinology and Metabolism. 2008; 93: 2819-2827.

Chan JL, et al. Short-term fasting-induced autonomic activation and changes in catecholamine levels are not mediated by changes in leptin levels in healthy humans. Clinical Endocrinology. 2007; 66: 49-57.

Comperatore CA, Stephan FK. Entrainment of duodenal activity to periodic feeding. Journal of Biological Rhytmns. 1987; 2:227-242.

Dohm GL, Beeker RT, Isreal RG, Tapscott EB. Metabolic response to exercise after fasting. Journal of Applied Physiology. 1986; 61(4): 13631368.

Foster GD, Wyatt HR, Hill JO, et al. A randomized trial of a low-carbohydrate diet for obesity. New England Journal of Medicine. 2003; 348: 2082-90.

Gjedsted J, et al. Effects od a 3-day fast on regional lipid and glucose metabolism in human skeletal muscle and adipose tissue. Acta Physiologica Scandinavia. 207; 191:205-216.

Goldberg AL, Etlinger JD, Goldspink DF, Jablecki C. Mechanism of work-induced hypertrophy of skeletal muscle. Medicin and Science in Sports Exercise. 1975; 7:248-61.

Green MW, Elliman NA, Rogers PJ. Lack of effect of short-term fasting on cognitiv function. Journal of Psychiatric Research. 1995; 29(3); 245-253.

Halberg N, et al. Effect of intermittent fasting and refeeding on insulin action in healthy men. Journal of Applied Physiology. 2005; 99: 2128-2136.

Halberg N, Henriksen M, Soderhamn N, et al. Effect of intermittent fasting and refeeding on insulin action in healthy men. Journal of Applied Physiology. 2005; 99: 2128-2136.

Hartman ML, et al. Augmented growth hormone (GH) secretory burst frequency and amplitude mediate enhanced GH secretion during a two-day fast in normal men. Journal of Clinical Endocrinology and Metabolism. 1992; 74(4): 757-765.

Heilbronn LK, et al. Alternate-day fasting in non-obese subjects: effects on body weight, body composition, and energy metabolism. American Journal of Clinical Nutrition. 2005; 81;69-73.

Houston Michael. Biochemistry Primer for Exercise Science. 2006; Human Kinetics.

Kein NL, Horn WF. Restrained eating behavior and the metabolic response to dietary energy restriction in women. Obesity Research. 2004; 12:141-149.

Knapik JJ, Meredith CN, Jones LS, Young VR, Evans WJ. Influence of fasting on carbohydrate and fat metabolism during rest and exercise in men. Journal of Applied Physiology. 1998; 64(5): 1923-1929.

Knapik JJ, Jones BH, Meredith C, Evans WJ. Influence of a 3.5 day fast on physical performance. European Journal of Applied Physiology and Occupational Physiology. 198756(4): 428-32.

Kolacynski JW, Considine RV, Ohannesian J, Marco C, Opentanova I, Nyce MR, Myint M, Caro JF. Responses of leptin to short-term fasting and refeeding in humans: a link with ketogenesis but not ketones themselves. Diabetes. 1996; 45(11): 1511-15.

Ling PR, Smith RJ, Bistrian BR. Acute effects of hyperglycemia and hyperinsulinemia on hepatic oxidative stress and the systemic inflammatory response in rats. Critical Care Medicine. 2007; 35: 555-560.

Moller L, Dalman L, Norrelund H, Billestrup N, Frystyk J, Moller N, Jorgensen JO. Impact of fasting on growth hormone signaling and action in muscle and fat. Journal of Clinical Endocrinology and Metabolism. 2009; 4: 965-972.

Moller N, Jorgensen JO. Effects of growth hormone on glucose, lipid and protein metabolism in human subjects. Endocrine Reviews. 2009; 30: 152-177.

Nieman DC, et al. Running endurance in 27-h-fasted humans. Journal of Applied Physiology. 1987; 63(6): 2502-2509.

Norrelund H. The metabolic role of growth hormone in humans with particular reference to fasting. Growth Hormone and IGF-I Research, 2005; 15: 95-122.

Norrelund H. Modulation of basal glucose metabolism and insulin sensitivity by growth hormone and free fatty acids during short-term fasting. European Journal of Endocrinology. 2004; 150: 779-787.

Norrelund H. The protein-retaining effects of growth hormone during fasting involve inhibition of muscle-protein breakdown. Diabetes. 2001; 50: 96-104.

Remedios dos Robert. Mehr Muskeln weniger Fett: Hochintensives Cardio-Krafttraining – der schnellste Weg zum perfekten Body. 2012; Riva.

Röjdmark S. Influence of short-term fasting on the pituitary-testicular axis in normal men. Hormone Research. 1987; 25(3): 140-6.

Rosenbaum M, et al. Effects of weight change on plasma leptin concentrations and energy expenditure. Journal of Clinical Endocrinology and Metabolism. 1997; 82: 3647-3654.

Soeters MR. Intermittent fasting does not affect whole-body glucose, lipid, or protein metabolism. American Journal of Clinical Nutrition. 2009; 90: 1244-51.

Tunstall RJ, et al. Fasting activates the gene expression of UCP3 independent of genes neccessary for lipid transport and oxidation in skeletal muscle. Biochemical and Biophysical Research Communications. 2002; 294: 301-308.

Varaday KA, Bhutani S, Church EC, Klempel EC. Short-term modified alternate-day fasting: a novel dietary strategy for weight loss and cardioprotection in obese adults. American Journal of Clinical Nutrition. 2009; 90: 1138-43.

Vassilis Mougios. Exercise Biochemistry. 2006; Humant Kinetics.

Verboecket-Van De Venne WPHG, et al. Effect oft he pattern of food intake on human energy metabolism. British Journal of Nutrition. 1993; 70:103-115.

Webber J, Macdonald IA. The cardiovascular, metabolic and hormonal changes accompanying acute starvation in men and women. British Journal of Nutrition. 1994; 71:437-447.

Wendler, Jim. 5/3/1: The simplest and most effective training system for raw strength, 2nd Edition. 2011; Jim Wendler LLC.

Wernbom M, Agustsson J, Thome R. The influence of frequency, intensity, volume and mode of strength training on whole muscle cross-sectional area in humans. Sports Medicine. 2007; 37(3): 225-264.

Witte AV, Fobker M, Gellner R, Knecht S, Flöel A. Caloric restriction improves memory in eldery humans. The Proceeding oft he National Academy of Sciences. 2009; 106(4); 1255-60.

Zinker BA, Britz K, Brooks GA. Effects of a 36-hour fast on human endurance and substrate utilization. Journal of Applied Physiology. 1990; 69(5): 1849-1855.